歯科医院 引き寄せの法則

行列のできる歯科医院 ⑤

星 剛史（㈱日本医療企画）
鶴田幸久（税理士法人鶴田会計） 編著

刊行にあたって

　これまで「行列のできる歯科医院」シリーズでは、経験豊富で著名な歯科医師の先生方に自院をご紹介いただき、先生方の取り組みを全国の歯科医院に届けてまいりました。

　今回の"新・行列のできる歯科医院"は、医師ではない私が客観的な視点で執筆した、12医院、14人の歯科医師の物語になっています。14人には、14人の人生があり、出会いがあり、ドラマがありました。

　14人には14人ともに、それぞれ辛く乗り越えなければならない時期がありました。それぞれに悩み苦しんだことがありました。どうやって乗り越えたのか。なぜ乗り越えることができたのか。乗り越えた先にどんなことが起こったのか。

　読者の皆様それぞれが思い描く成功を得るためのヒントが、たくさん詰まっているはずです。読みやすい物語調の文章ですが、ただ漠然と読むのではなく、その物語から何を吸収できるのか、今の自分との共通点はないだろうかと意識しながら読んでいただければ幸いです。

　あなたが望んでいる成功はどのようなものでしょうか？　どのようなビジョンを描いていますか？　そのために足りないものはなんですか？　求める答えは、きっと14人の歯科医師の挑戦の中にあるはずです。

　歯科医院に関わるすべての人に、いえ、歯科医院と関わりがなくても、よりよい人生を送りたいすべての人に読んでいただきたい内容になっています。

　今回出版にあたり、多くの歯科医療関係者の皆様のご協力をいただきました。この場をお借りして、心より感謝申し上げます。

2014年1月

星　剛史

CONTENTS

歯科医院 引き寄せの法則
行列のできる歯科医院 5

刊行にあたって ——————————————————— 2

CASE01 *Nobutaka Tanaka*
たなか歯科クリニック 田中伸尚 ——————— 5
閑古鳥が鳴く医院から、患者が1ヵ月待つ医院へ
スタッフを変えた院長の秘策とは……?

CASE02 *Kazumi Yamaguchi*
汐入駅前歯科 山口和巳 ————————— 21
線路の枕木のごとく……前に進めば新たなトラブル
すべてを乗り越え〈奉仕の人生〉を歩み続ける

CASE03 *Hirotaka & Mio*
若林歯科 米崎広崇・美桜 ————————— 33
〈北極星〉を探し続けた日々
一人ひとりがスターに成長する医院とは?

♣ 引き寄せの素①〜③ ——————————————— 45

CASE04 *Shinichiro Nakamura*
ナカムラクリニック 中村信一郎 ——————— 47
教育から共育への変遷
——良質な歯科医療を求めて——

CASE05 *Motohiro Kurose*
さくら歯科 黒瀬基尋 ——————————— 61
パンの耳をかじり、給食費が払えない幼少期から
月のレセプト枚数3,000枚の人気医院になるまで

CASE06 *Kenji Beppu*
別府歯科医院 別府謙次 —————————— 73
勤務医が開業したくない、絶対辞めたくない歯科医院

♣ 引き寄せの素④〜⑥ ——————————————— 89

CASE07 Takashi Tsutsui	筒井歯科　筒井隆史 ———— 91
	ニューヨーク帰りの風雲児がぶつかった大きな壁と、登ったその先に見た景色

CASE08 Sho Sakamoto	ロマリンダ大学　坂本 渉 ———— 103
	弟の夢を乗せて――小さな奇跡は続いていく〈特別編〉

♣ 引き寄せの素⑦・⑧ ———— 118

CASE09 Uichi Ito	ういち歯科クリニック　伊藤卯一 ———— 119
	高齢化社会に貢献！ 歯科と介護の絆を結ぶ

CASE10 Tetsuya Watanabe	ことぶきわたなべ歯科医院　渡辺徹也 ———— 133
	育ててくれた祖母への感謝と高齢者歯科への熱い思い

♣ 引き寄せの素⑨・⑩ ———— 146

CASE11 Masahiro Kitajima	北島歯科　北島正弘 ———— 147
	日本中の子どもからむし歯をなくす　一度は医院をたたもうと思った医師が、最高のチームを作り上げた感動物語

CASE12 Yoshiteru & Naohiro	むとう歯科医院　武藤芳照・直広 ———— 159
	開業34年――時代の変化と事業承継地域に愛され続ける医院のバトンタッチ

♣ 引き寄せの素⑪・⑫ ———— 171

あとがき ———— 172

表紙デザイン・金子俊樹　表紙イラストレーション・佐々木つね子　本文イラスト・さとう有作

たなか歯科クリニック
田中 伸尚
NOBUTAKA TANAKA
（愛知県名古屋市）

閑古鳥が鳴く医院から、患者が一ヵ月待つ医院へ スタッフを変えた院長の秘策とは……？

CASE 01

CASE01

　超歯科医院密集地帯──。この立地を表すにはこの言葉が適している。いや、「超」なんて一文字では言い表せないほど、多くの歯科医院が乱立している地域である。

　名古屋市内の有名な高級住宅街、おしゃれなお店が建ち並ぶ、だれもがあこがれる街に「たなか歯科クリニック」がある。医院の半径1kmには、約50軒もの歯科医院が存在している。500m離れたところには、歯科大学附属病院まである。競合状態を気にするならば、絶対に開業しない土地だ。

　田中伸尚は、12年前にたなか歯科クリニックを開業した。現在は2名の勤務医と9名のスタッフとともに、毎日溢れんばかりの患者の診療を行っている。だが、開業から数年はまさに閑古鳥。開業当初は1日平均5名ほどの来院で、開業後5年間は決して成功といえない日々が続いた。なぜ田中は乗り越えることができたのか。成功の陰には何があったのだろうか。

■「プラー君」とまで呼ばれた勤務医時代

　田中は幼少から歯科医院に通うことが多かった。むし歯が絶えなかっただけでなく、"出っ歯"を治すための矯正もしていた。田中にとって歯科医師は身近な存在だったのである。自営業を営んでいた父から「将来独立できる資格をとりなさい」といわれていたこともあり、歯科医師を目指すことにした。

　大学の複数の教員から強く勧められたことがきっかけで、ある歯科医院に就職した。そこは歯周病治療専門の歯科医院だった。院長の指導は他の医院とくらべて一風変わっており、田中に与えられた仕事はプラークコントロールばかりであった。くる日もくる日も歯磨き指導やクリーニング。当時この医院には歯科衛生士が5名いたのだが、歯科医師である田中にもプラークコントロールが課せられた。そんな田中の姿に歯科

衛生士たちがつけたあだ名は「プラー君」。田中は悔しかった。もっと治療の技術を学びたかった。大学時代の友人たちが、親知らずを抜いた、ブリッジをつくった、と治療の経験を積み上げていく話を聞くたびに焦りを感じた。それでも田中は、この院長のもとで学び続けた。院長を信頼して来院する患者が絶えなかったからである。もっと治療を学びたいとの思いはあったが、それ以上に院長に魅力があったのである。さらにこの医院には、医科の医師が多く来院していた。医科の医師が自分たちを信頼して説明を聞いてくれるという経験を重ねていくなかで、歯科医師の仕事への誇りが強くなっていった。田中はこの歯科医院で、勤務医として4年間を過ごした。

開業に向けて

田中は生まれ育った名古屋に戻り、勤務医をしながら、休日には毎日開業地を探していた。医院の近くに住みたいと思っていた田中は、住みたい街に開業すると決めた。また、これまでの勤務医時代と同様に、都会で一人ひとりと向き合った診療をしたかった。狙いは人気地下鉄線沿線。付き合いのある業者が駅前のテナント物件を見つけてきた。主要道路沿いで目立つビルの2階。ビル管理会社としては、医療フロアにしたい希望があり、フロアには他科のクリニックが入ることになっていた。

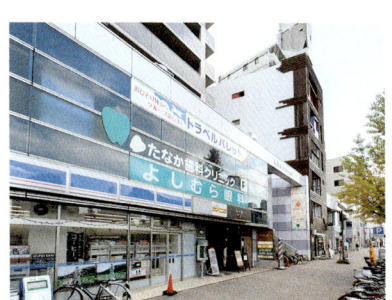 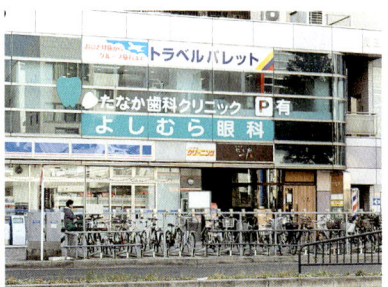

▲医院外観。主要道路沿いのビルの2階部分という好立地である

CASE01

　決して広いスペースではなかったが、理想に近く申し分ない物件だった。しかし、誰もが憧れる立地だけに周辺にはすでに歯科医院が乱立していた。その物件の周囲 1 km には 50 軒ほどの歯科医院があった。周辺人口と医院数から割り出される予想来院患者数は 1 日 5 人。通常、安心して開業するにはこのスコアが 20 人を超えていてほしいところである。開業後の苦労は予想できたが、それでもこの場所にこだわって開業した。予想来院数が少ないため、銀行の融資を得るのに苦労した。

■ 辛く苦しい冬の時代
（1日平均患者数5〜15名　チェア2台　スタッフ0〜2名）

　歯科医院が多い地域であるため、開業当初は患者が少ないことは予想していた。そのため、チェアは2台でスタートし、スタッフは雇わず、妻がアシスタントを務めた。開業後の患者は、1日平均5人ほど。閑古鳥が鳴いていた。初月のレセプト枚数は 40 枚。覚悟していたとはいえ、実際に患者がいない状況を耐え忍ぶのは辛かった。活気のない医院に妻と四六時中ともに過ごすのは、決して心地よい状況とはいえなかった。理想とはほど遠い状況に、田中は心穏やかではいられなかった。妻に怒りをぶつけてしまうこともあった。

　開業後1年ほどして妻が妊娠したため、スタッフを2名採用した。経営がうまくいかなかったこともあって、田中はときおり感情を抑えられなくなることがあった。スタッフは田中のいないところで田中の悪口を言い合っていた。田中もスタッフに対してよい感情をもってはいなかったため、ギスギスした関係が続いていた。追い打ちをかけるように、妻が流産してしまった。このとき田中は自分を責めるように泣いた。夫婦で泣いた。

　幸いにも、歯周病治療・予防中心の診療のため患者数は薄膜を張るように少しずつ増えていき、節約すれば生活できる程度にはなっていた。

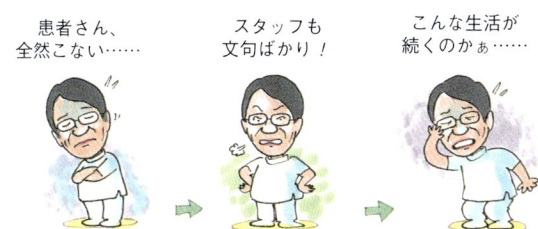

　県外の大学出身の田中には、腹を割って相談できる歯科医師が身近にいなかった。このまま悶々とした日々が永遠に続くのではないかとさえ思われた。

▎5年目　春の兆し（1日平均患者数 15〜20名　チェア3台　スタッフ3名前後）

　田中は悶々とした日々に疲れを感じていた。何かを変えなければいけない、変わらなければいけない、そう考えていた。そのときたまたまFAXで届いていた1枚のセミナー案内に目がとまった。コンサルティング会社の歯科医院経営活性化の年間講座である。半信半疑ながらも、参加してみることにした。

　講座では毎回、宿題が課される。最初の宿題は、スタッフとの面談。それも面談のなかで、院長は反論せずにスタッフの不安や不満をひたすら聞くというものだった。当時のスタッフは21歳の歯科衛生士と25歳のアシスタントの2人だ。2人とも、田中に罵声ともいえるほど激しく不満をぶつけ続けた。とても腹に据えかねるようなことも言われたが、ぐっと耐えた。そのような面談を2週間に一度、実施し続けた。

　「面談をしていて、腹が立って仕方がありませんでした。メモをとる手が怒りで震えましたね。ですが、やらなければ何も変わらないのだからと思って、なんとかやりきったのです」

　すると1人のアシスタントの態度が変わってきたのである。連日のようにもう1人のスタッフと田中の悪口を言っていた彼女が、田中の話に

CASE01

耳を傾けるようになってきた。田中を助けようという意識が芽生えていたのである。変化のきざしが見え始めてきた。田中は決して怒らないと心に決めた。

■ 過労による体調の異変

　そんな矢先、田中の体調に異変が起こった。体中の関節が腫れ、歩けないほどになっていた。診療後も夜な夜なホームページ作成などで寝る間もなく働き続けていたことが過労の原因になったようだ。当時、歯科医師は田中1人であったため、とても医院を空けられる状態ではない。どうしたらいいものかと悩み、打ちひしがれていると、アシスタントのスタッフが声をかけてきた。
　「先生は座っているだけでいいですよ！」
　歯科衛生士とともに、2人で医院を回し始めたのである。しかも田中がいるときよりも、活き活きと、テキパキと、いかにも楽しそうに働いている2人がいた。これをみて田中は驚いた。そして悲しかった。自分はここにいないほうがいいのではないかとさえ思った。
　「往復ビンタされたような、そんな衝撃でした。涙が止まりませんでしたよ」
　そう田中は振り返る。以来、田中はスタッフを信じるようになった。スタッフとの関係、とくにアシスタントとの関係がみるみる改善され、信頼関係が築かれつつあった。

■ アシスタントからの予想外の相談

　「先生！ 私、耐えられません！」
　アシスタントから突然の相談。田中と信頼関係を築きつつあったスタッフからである。歯科衛生士の田中への悪口に耐えることができなくなったという。悪口を言う歯科衛生士を辞めさせてくれなければ、自分

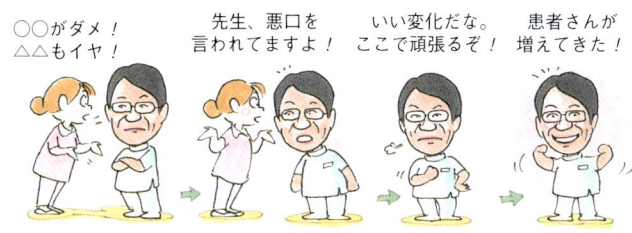

が辞めると言いだした。歯科衛生士が1人もいなくなるのは大きな痛手だったが、田中はアシスタントの意見を尊重し、歯科衛生士に辞めてもらうこととなった。それからは、残ったスタッフと苦しくとも日々楽しく働いた。医院の雰囲気がどんどん明るくなっていった。

求人の増加と採用へのこだわり

　信頼関係のできたスタッフと楽しく働いてきたことが影響したのか、それからというもの、よいスタッフが集まるようになっていった。その理由は、採用されたスタッフの言葉を聞けばよくわかる。
　「求人広告に載っていた1枚の写真。その写真は楽しそうに働いている院長とスタッフの姿でした。ここで働きたい！ とわくわくする気持ちで胸が高鳴りました」
　「ホームページをみて、今までの医院と違うぞ、と思い、すぐに見学を申し込みました。玄関を開けると、スタッフの方が温かい笑顔で迎え入れてくれました。こんな温かい医院で働きたいと思い、採用していただくことができました」
　求人雑誌の活用や、医院ホームページ＋αのリクルートサイトの充実、SEO対策などを行っていることもひとつの要因であるが、そこには嘘偽りないありのままの魅力が伝えられていた。幼少からの院長の物語、大切にしている考え方、笑顔溢れるスタッフの写真。こんな職場で働きたいと思わせる魅力で溢れていた。スタッフの退職に伴い、人員の補充

CASE01

が必要になっても採用を焦らず、この医院でぜひとも働きたいと希望する応募者と、このスタッフとともに働きたいという医院側が相思相愛でない限り、採用はしないと決めた。

■ 患者がどんどんやってきた

田中は歯周病治療や患者接遇をこれまでとは変わりなく続けていたが、いつしか口コミで患者が増えていった。つまり、院長が変わって患者が増えたのではなく、スタッフが自発的に変わることで患者が増えたのである。以前と違い、明るく、礼儀正しく、親身なスタッフ。また一体感、スタッフ間の信頼関係も患者は感じ取ったようである。口コミサイトで地域1位を獲得したことで、この口コミサイトを見て来院する患者も増えた。院長の技術や人柄で医院を選ぶ患者は多いというが、それを医院全体の雰囲気から感じ取る患者は多いだろう。

田中一人ではこなせないほどの患者が集まったため、勤務医の採用に踏み切った。それまで田中は、自分の医院に来院する患者はすべて自分が責任をもって診たいと考えていたが、1人では治療できる患者数は限られてしまう。もはや診療が1ヵ月待ちになってしまっていた。1人の力には限界があると実感し、さらなる医院の成長を見越して勤務医を採用した。

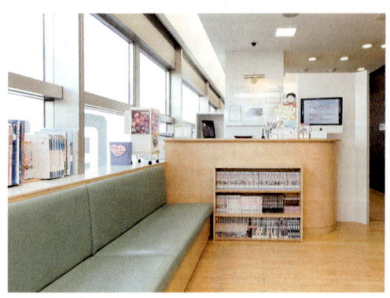
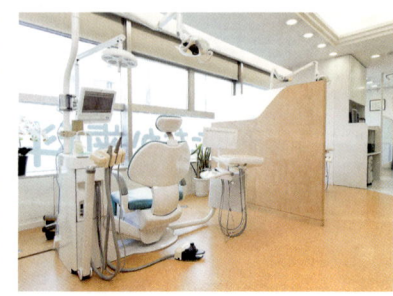

▲院内の様子。現在はフロアを拡張し、チェア5台を備える

自然食品・健康食品通販会社に学ぶ

　治療終了後、直接患者と会えない期間も、患者との関係性を繋ぎ続けるにはどうすればいいか。直接会わなくても顧客と関係性を持続している企業から学ぶことを田中は考えた。選んだ企業は自然食品・健康食品通販の「やずや」。本やDVDを購入して研究した。

　やずやの集客方法を参考に、月刊新聞を発行することにした。初診の患者に渡したり、一度来院した患者に郵送している。歯科医院用に季刊情報紙のテンプレートを提供している業者があるが、たなか歯科の新聞はそのような歯科情報に医院名を刷り込んで発行しているだけではない。それに加え、スタッフからのメッセージを写真付で掲載している。「歯科衛生士〇〇ちゃんのEnjoyLife！」「受付〇〇のホリデーノート」「副院長〇〇のひとり大喜利」といったように、歯にまつわるメッセージだけでなく、スタッフの日常などが書かれている。いまでは発行部数が1,000部を超え、印刷費・送料は大きな支出となっているが、この新聞によって地域との繋がりはより強くなっている。

院内憲法　クレド

　たなか歯科には、毎朝全員で唱和している「クレド（行動規範）」がある。このクレドは、開業5年目に田中が医院に一体感をつくるために作成し、少しずつ修正してきたものである。クレドは院内憲法であると田中はスタッフ伝えている。スタッフの考え方や行動を示したものになっている。

> 【たなか歯科クリニック Our Credo（抜粋）】
> たなか歯科クリニックにとって「スタッフ」とは、口腔機能の喪失により失われた、または失われる危険性のある患者様の「ライフスタイル」を守り、患者様の笑顔あふれる生活を創造する任務を負ったもののことを言います。

CASE01

　私たちの持てる力をすべて注ぎ、患者様の「信頼」を裏切ることは許されません。
「安全・安心」、「満足」、「驚き」、「感謝」この4つを私たちは歯科医療を通して患者様に提供いたします。
Credo Basic（全9項目より抜粋)
　—私たちはたなか歯科クリニックのスタッフとしてふさわしい、優雅な振る舞いをします。
　—滅菌消毒は最善あれ
　—常にスキルアップします。そしてエビデンスのある治療を提供します。

■ 燃え上がるような夏の時代
（1日平均患者数40～50名　チェア4台　スタッフ8名前後）

　やることすべてとはいわないが、取り組みが次々に成果を上げてきた。スタッフとは、富士山に登ったり、マラソンをしたりするなかで、医院に一体感が生まれてきた。毎日が楽しかった。
　朝から声を張り上げ、スーパーハイテンションでハイタッチ。その日頑張ることを大声でスピーチ。居酒屋てっぺんの朝礼である。田中は医院にこれを取り入れた。最初は恥ずかしさがあったスタッフも、仲間での取り組みで楽しくなっていった。

■ 毎日遅くまで語り合い

　お手本にしたい医院の話を聞くと、スタッフ全員で見学にいった。学びたいものは設備、機械、建物ではなく、スタッフの動き、患者への気配り、医院をよくするための取り組みであるとスタッフに伝えたうえで見学にいった。
　医院見学やセミナーで学んだことは、プロジェクトとしてみんなで取

り組んだ。「リコール率85％プロジェクト」「自費率50％プロジェクト」「患者満足度UPプロジェクト」などなど。うまくいかなかったプロジェクトもたくさんあるが、思いついたものはどんどん試した。全員で目標を立て、目標を達成するために毎日診療後に遅くまで残って話し合った。決めたことは実行し、目に見えて患者数は伸び、患者からお褒めの言葉をたくさんいただいた。

■ 成長への仕組みづくり
（1日平均患者数約70名　チェア5台　スタッフ8名前後）

　院長とスタッフはまるで親子のように、スタッフ同士は友人のように楽しい日々が続いていた。その一方で、器械を落とすなどのケアレスミスに対して、厳しく注意するスタッフはいなかった。スタッフ間に上下関係はなく、会話は「タメ口」。院内に緊張感がなくなっていた。

　さらに、プロジェクト活動が連日夜遅くにまでおよんでいたために、スタッフ本人ではなく家族から叱りを受けることが増えていた。スタッフたちはやる気満々でも、家族に迷惑がかかるようになってきた。

　熱く楽しい夏の時代は長く続くものではなかった。原因は、毎日遅い時刻まで続いていたプロジェクト活動ばかりではなかった。スタッフが増えたことで、スタッフ間の能力差が浮き彫りになりつつあった。このため、役職を設ける必要が生じていたのである。

　「仲良しグループ」「家族」のような医院から、「組織」に進化するときがきた。

■ マニュアルの整備とスタッフの変化

　田中はマニュアルを作成した。医院のベーシックマニュアル、職種別のマニュアル、それぞれが数十項目におよび、4冊の冊子となった。

　マニュアル作成の効果は、ケアレスミスが大きく減ったことや、新

CASE01

人教育が容易になったことに表れていた。新しいスタッフが入った際には、教える項目が明確になっているため、だれでも教育を担当でき、スタッフ全員で新人を育てられるようになった。マニュアルがなかったころは、お菓子を食べ

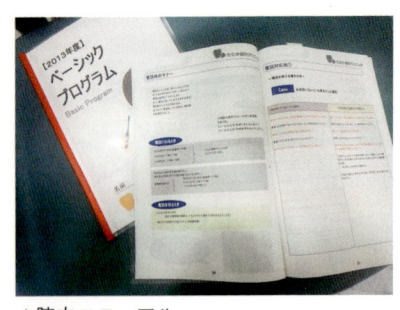
▲院内マニュアル

ながら、あるいはご飯を食べながら指導することもあったが、マニュアルができるとスタッフ教育がまるで学校のようにしっかりとしたものになっていった。

「このころから、燃えるような雰囲気はなくなってきました。家族と一緒にいるような楽しさは、マニュアルがなかったころのほうがありましたね」と、田中は当時を振り返る。

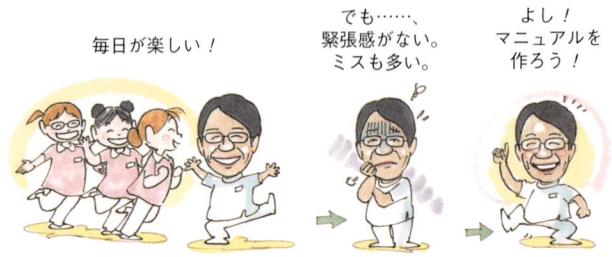

■ マクドナルドに学ぶクルー制

マニュアルを作成すると、必然的に人事評価が必要になった。マニュアルができ上がったということは、マニュアルへの適応を評価しなければ意味がないからである。そこで各項目5段階でマニュアルの評価をすると、スタッフごとにレベルに差が出てきた。そこに年齢は関係なく、年功序列を壊さなければいけなかった。そこで田中が勉強したのは、マクドナルドのクルー制だ。

でき上がったクルー制は、Cクルー（C1、C2）、Bクルー（B1、B2）、

たなか歯科クリニック

Aクルー（チーフクラス）、副院長とステップとなっている。

Cクルーの中でC1、C2は年数に応じてステップアップし給料も上がるが、そこからBクルー以上に上がるには基準をクリアしなければステップアップすることができず、給料も上がらない仕組みになっている。

クルー制を導入して、2つの大きな変化があった。1つは、ステップアップを目指さないスタッフは1年以内に医院を辞めるようになったこと。それまでは離職の少ない医院だったが、上を目指すことができないスタッフは自然と辞めていくようになった。

もう1つはBクルー、Aクルーのスタッフがみるみる成長したこと。リーダークラスのスタッフが責任感をもち、後輩を育てられるように自らのレベルを高めていった。

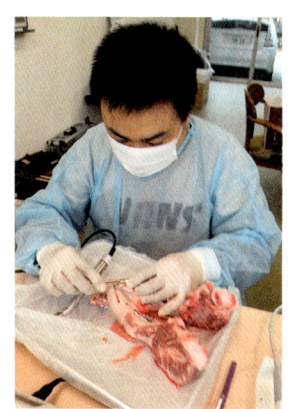
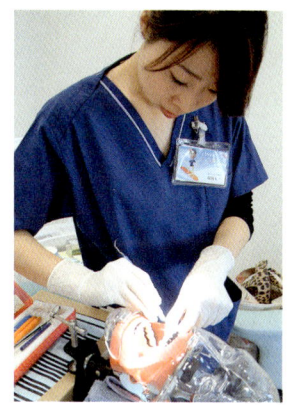
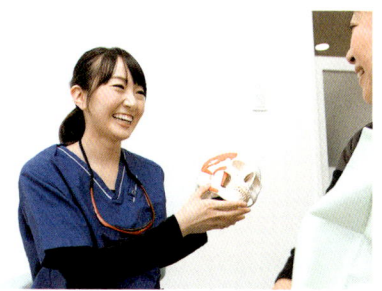
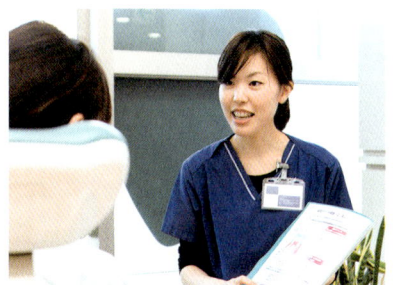

▲スタッフはレベルアップを目指し、日々研鑽に励んでいる

CASE01

■13年目以降　さらなる高みへ

　これまでたなか歯科はフロアを拡張してチェアを増設してきたが、現状からさらに医院を成長させるためには、現在のテナント規模ではもはや限界に近くなっている。ここにはチェア増設やCT設置のためのスペースは残っていない。今の医院よりも大きな規模の分院を開設することを2年後の目標としている。

　今の規模では、現状スタッフのスキル、風土は非常によい。しかし倍以上の人員を抱える組織になるためには、今のエース級が、自分と同じようなエース級を育てなければいけない。それは、DA、DHだけでなく、歯科医師も同じである。院長も、自分と比べて遜色ない分院長を育てなければならない。これから2年間の大きな課題である。

　田中自身もまた、歯科医師として次のフェーズへと進もうとしている。これからの歯科医院像を実現するための取り組みについて、田中は次のように語る。

　「定期健診の受診率はスウェーデンでは80％以上、アメリカでは50％以上と言われています。一方、日本ではたったの2％です。もし日本の定期健診受診率が、スウェーデンとまではいかなくてもアメリカ並みであったらなら、とても今の日本の歯科医院数では足りないのではないでしょうか。新しい予防型、健康増進型の歯科医院を作るにはどうしたらいいか、毎日試行錯誤しています」

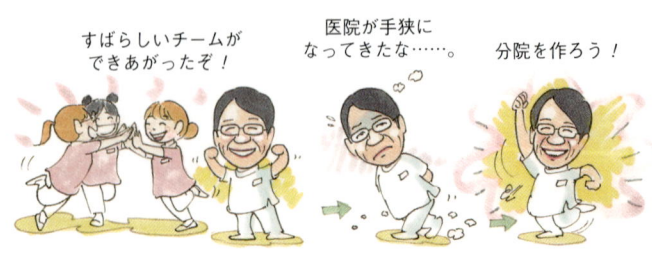

たなか歯科クリニック

　さらに田中の夢は、自院の成長に留まらない。「歯科医療業界発展への貢献」も視野に入れている。たなか歯科がより高みに辿りついたとき、困っている他の歯科医院を助けられる存在になっていることだろう。田中の挑戦にゴールはない。

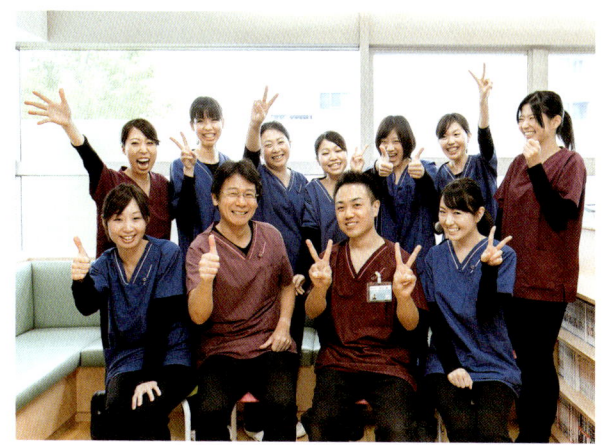

CASE01

Data Sheet

医院名：たなか歯科クリニック
所在地：愛知県名古屋市
ＵＲＬ：http://www.tanaka-dent.net
理　念：私たちは歯科医療を通じて、「安心・安全」、「満足」、「感謝」の気持ちを伝えていきます。

院長プロフィール：愛知県名古屋市生まれ
　　　　　　　　東北大学歯学部卒業
　　　　　　　　たなか歯科クリニック院長
　　　　　　　　USC 南カリフォルニア大学
　　　　　　　　　歯学部インプラント科　客員研究員

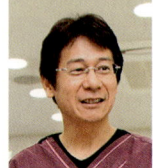
院長　田中伸尚

今後の夢・目標：仕事にやりがいを感じているスタッフたちが患者様に歯の健康について語り、歯科衛生士は歯の喪失によりライフスタイルが壊れないように予防に取り組み、歯科医師は失われたライフスタイルを取り戻すために全力を尽くしている。そして医院で働くスタッフ全員にとって、仕事と自分の幸せがリンクしている。そんな歯科医院を作ることが私の夢です。また、歯科医療は女性の力を必要としています。女性の皆さんから一目置かれるような歯科医院にしていきたいと考えています。

読者へのメッセージ：開業して数年たっても伸び悩んでいる医院は多いと思います。心の底では「自分が変わらなくちゃ」と思っているのに、背負うものが大きすぎてそれができなくなってしまう人もいるかもしれません。もし若くて素直だったときの自分に戻ったら、今の自分はどのように映るのでしょう？　憧れや尊敬の対象になるでしょうか？　いつも僕は自問自答しています。

山口和巳

医療法人社団SED 汐入駅前歯科
（神奈川県横須賀市）

KAZUMI YAMAGUCHI

CASE 02

線路の枕木のごとく……前に進めば新たなトラブル すべてを乗り越え〈奉仕の人生〉を歩み続ける

CASE02

　線路の枕木のごとく問題がやってくる。そんな言葉がある。失礼を承知でいえば、これほど見事に、進めば進むたびに問題にぶつかる男が、歯科医師がいるだろうか。
　横須賀市にある汐入駅前歯科院長、山口和巳。彼はチャレンジするたびに大きなトラブルにぶつかる。そのトラブルを一つひとつ乗り越え、医院を、自身を成長させてきた。そして今でも止まることなく進み続けている。山口は、また大きなトラブルにぶつかるかもしれない。だが、どんなトラブルも乗り越えてきた山口の姿に、トラブルを恐れず、挑戦し続ける歯科医師の未来像が見えるかもしれない。

■ 父の死　医療の道へ

　山口は神奈川県の三浦半島出身で両親は中学教師、2人兄弟の弟である。山口は目立ってリーダーシップを発揮するタイプではなかったが、幼少の頃から運動でも勉強でも周囲から一目置かれる存在であった。中学時代は体操部で活躍。自分の学校の部活動だけでなく、体育教師だった父が顧問をしていた別の中学校の練習にも参加し、メキメキ頭角を現していった。
　「派手に目立ちたいという気持ちはなかったのですが、力を誇示したい、もっと自分はすごいんだという気持ちは、幼少時代から強いほうなのかもしれませんね」
　50歳になった山口は当時をそのように振り返っている。
　しかし中学3年生のとき、最初の大きな出来事に見舞われる。父に脳腫瘍が見つかったのである。頭痛を訴え検査を受けてから、わずか1ヵ月で山口の父はこの世を去った。
　「その頃の気持ちはよく覚えていないのですが、ショックが大きかったのは間違いありません。医療の道に進むと決めたのは、父の死が影響しているのかもしれません」

父の死の直後、山口は体操の総合大会で地区優勝している。体育教師の父の遺志が、山口の力になったのかもしれない。
　高校に入ってからは、医学部、歯学部進学に向けて勉強した。母1人で息子2人を育てている。決して裕福ではなく、学費の安い国公立大学に必ず入らなくてはならない。目標に向かって勉学に励んだ。
　しかし、現役受験は全滅し浪人することになった。浪人時代は実家を離れ、東京で4畳ほどの風呂トイレ共同のアパートで暮らした。国公立大学に絞り込んでいるため、当時の共通一次試験では1校しか受験できない。山口は3年間の浪人生活を経験した。
　「この3年がとくに苦しかったとは感じていません。目的があっての生活なので、むしろ楽しかったです」
　3浪目に着実に力をつけた山口は、合格できるといわれた大学がいくつかあり、名門大学の歯学部を受験するか、当時新設されたの医学部を受験するかの選択となった。山口が選択したのは、新潟大学歯学部。ここから歯科医師・山口和巳としての道がスタートした。

駆け抜けた学生時代

　大学時代は、生活費をアルバイトで稼ぎながら勉学に励んだ。夜間にファミリーレストランで働き、深夜に勉強。そして翌朝からは授業。こう聞くと苦しそうな生活だが、当時を振り返って山口は「楽しかった。歯科医師として開業する夢に、どんどん近づいていくようでした」と語る。
　大学で、山口の診療の1つの軸ができあがる。当時の新潟大学は、予防歯科に先進的に取り組んでいたのである。
　「むし歯を治すことよりも、むし歯にならないための指導のほうが大切。予防歯科をもっと勉強し、力を入れようと思いました。もしかしたら、ぜんぜんお金にならない仕事かもしれないとも思いましたが、奉仕したい気持ちが強くなっていました」

CASE02

　そこで山口は、神奈川歯科大学に助手として勤務し、公衆衛生を学び実践した。当時はフッ素予防が一般的ではない時代である。むし歯が減ると困るといわれ、フッ素は毒であると、ネガティブな情報を流す者も少なくなかった。

　「まだ、むし歯がなければ歯医者はもうからないといわれていた時代です。フッ素予防に取り組もうとしていることについて、後ろ指をさされるような経験もしました。まるで歯科医師の敵であるかのように扱われたわけです」

　だが熱心に公衆衛生、予防歯科に取り組み、大学に6年間勤務した。浪人生活が長い山口は、このときすでに33歳。開業を意識するも、経験不足は否めない。患者に溢れ忙しいと評判の医院で2年間勤務し、必死に追いつこうと技術を磨いた。診療時間は9時から22時。必死に技術を磨いた。さらに多くの研修、講習の受講を経て、ついに開業にこぎつけた。

■ パッチ・アダムスを目指して

　36歳で汐入駅前歯科を開業。山口が目指した歯科医師像はパッチ・アダムス。当時、上映されていた映画である。無償の奉仕というが、本当に無料の病院を設立した、実在する医師の生涯を描いている。アダムスは、他の仕事で収入を得ながら無償の病院を続けた。

　「"奉仕"は、私がとても大切にしている理念の1つです。奉仕の気持ちを大切にしていきたい。そして、パッチ・アダムスのように笑顔で病気を治したいと思っています」

　患者への奉仕、地域への奉仕の気持ちが強い山口だが、このあと本当にパッチ・アダムスのように、お金のことで苦しむ場面が何度も訪れることになる。

■ 好立地なのに、患者が来ない……

　汐入駅は1日2万人以上が利用する駅である。その改札の目の前、徒歩1分もかからないテナント物件（2階部分）を紹介されて、山口は開業した。

　「すごい立地じゃないか！　すぐに1日30人以上来院するよ。ここなら大丈夫、間違いない！」などと勧められ、ユニット3台、受付と助手の3人で開業した。集患には何の心配もないはずだった。

　ところが、いざ開業すると患者がさっぱり来ない。とても信じられないような状況だった。たしかにそこは改札の目の前ではあったが、駅の利用客は改札を出た瞬間に右に曲がってしまう。歯科医院のあるテナントビルはそこから道路を一本挟んでおり、わざわざ足を運ぶ人はほとんどいなかった。しかも、古い雑居ビル特有の雰囲気はどことなく人を寄せつけない重苦しいものを感じさせた。医院はそのビルの2階にあったのだが、2階へ上がるための階段は薄暗いうえに勾配がきつく、患者にとって決して親切とはいえなかった。

　「開業して半年間くらいは、1日の患者数が5、6人。当然のことながら、毎月のように大赤字でした。どうすることもできず、恐ろしい思いで毎日を過ごしていました」

　そのような状況でも、診療技術を磨くため全国各地の研修に足を運んだ。当然ながら運転資金は底を突いたが、借金をしてでも研修に参加した。九州の研修には、毎月土日、10ヵ月もの間通い続けた。

　「経営は苦しくても、患者さんへの笑顔は絶やさないようにしました。説明や診療についても妥協したくありませんでした。患者さんが少なく空き時間があったので、近所の肉屋から顎の骨をもらってきては練習して技術を磨きました」

　山口の笑顔は、まるで映画パッチ・アダムスの主役を務めた俳優ロビン・ウィリアムズのように優しさに溢れている。口調もやさしい。さら

CASE02

に奉仕の気持ちが強いためか、あるいは利潤追求に興味があまりないためか、自費料金も低く設定した。よくも悪くも患者あたりの単価が低い。だが、診療を受けた患者たちの山口に対する評判は非常によく、口コミだけで少しずつ患者が集まってきた。開業して6年目あたりから、ようやく1日30人を超える患者が来院するようになった。

■ 今度は「集まりすぎ」

　開業して8年、マイクロスコープを使っての診療に魅せられて導入したことで、治療技術が飛躍的に向上した。それまでの医院に対する口コミに加え、マイクロスコープの録画映像を用いたわかりやすい説明と正確な治療が評判となり、地域住民の多くが知る人気医院になった。だが、ユニット3台のみ。患者が溢れに溢れた。

　「歯が痛いといって来院する患者さんを診ないわけにはいかないし、医院は規模がまだ小さくて医師を雇える状態ではありませんでした。全部を自分1人でこなさなくてはならないと覚悟を決めました」

　急患は予約診療が終わる8時以降に再来院してもらうようにし、連日連夜、午後8時の閉院時間を大きくオーバーして、夜10時頃まで診療が続くこともあった。

　「一番体が辛かったのはこのころです。精神的にもかなりまいっていました」と山口は当時を振り返る。山口を信頼し、来院する患者がたくさんいるにもかかわらず、医院の規模が小さいことが原因で迷惑をかけてしまっていると感じた山口は、近隣への拡張移転を決意した。しかし、患者が溢れている状況で、じっくり考えてから移転を決めることは不可能だった。そこで山口は、やむなく業者の力を借りて開業準備を始めることにした。

▌すべてがうまくいっているはずだった……

　移転先は汐入駅前のランドマークビルに決めた。コンサルタントや多くの業者の意見も聴き、歯科医院らしくない、まるでハワイアンバーのようなオシャレな空間にした。

　新しいユニット5台を設置し、個室の手術室も設置した。広いキッズスペースやカウンセリングルームをつくり、マイクロスコープを3台導入、さらに滅菌装置も新しいものに替えた。平日に来院できない患者のために、週7日診療にした。患者に配慮し尽くした、見事な医院ができた。

　さらに、常勤医師を1名採用したことで多くの患者が来院しても対応することが可能となった。すべてがうまくいっていると、このとき山口は思っていた。

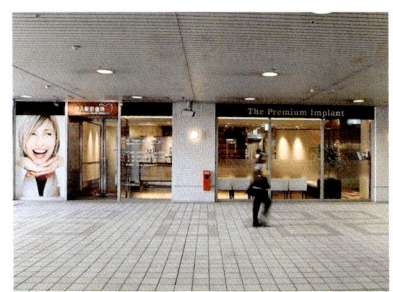
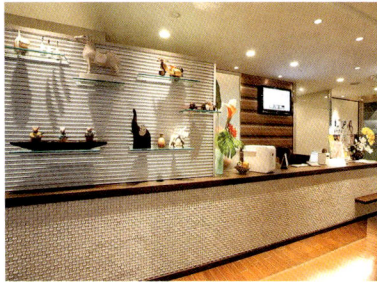
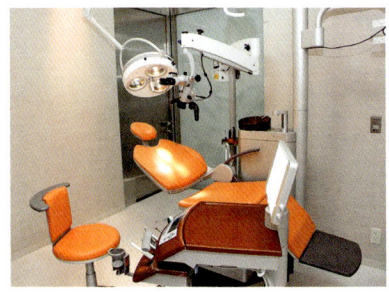
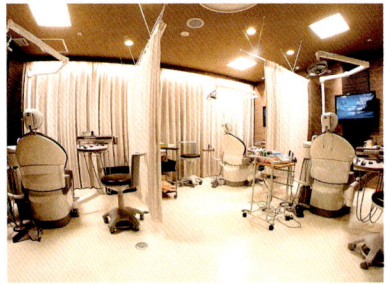

▲現在の汐入駅前歯科。汐入駅前ランドマークビルという立地、おしゃれな空間演出に加え、個室の手術室（左下）や予防歯科専用ルーム（右下）を備える

CASE02

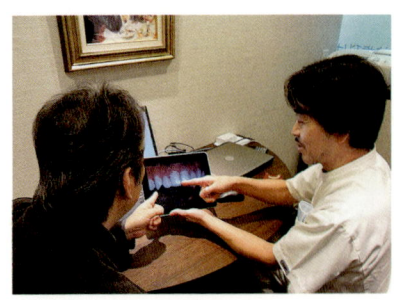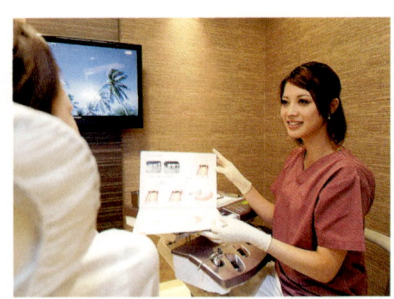

▲カウンセリングの様子

■ 困難を乗り越えるパートナーの誕生

　医院はうまくいっているはずだった。ところが、いくら患者を診てもなぜか赤字が膨らみつづけていく。歯科医師2人が枠最大で診療しているにもかかわらず、赤字は毎月100万円にものぼった。スタッフに賞与が支払えず、借入を増やし、家族にも多大な迷惑をかけた。もはや家庭も崩壊しそうだった。

　このとき山口1人では、解決策をみつけることができなかった。頼りになる友人に相談を持ちかけたことをきっかけとして、医院は大きく変化を見せはじめる。その友人とは、小学校から高校まで同じ学校で過ごした石渡である。

　石渡はその頃、流通関係の会社を経営していた。業界再編の波で業績が好調ではなかったものの、何人もの社員を抱え、長く経験を積んだ経営者であり、当時の山口に足りない財務やマネジメントの知識と経験を備えていた。相談を受けた石渡は、当時の山口にの様子ついて、「とにかくひどい顔をしていました。疲れと苦しさで顔が崩れてしまっていたのです。竹馬の友を放っておくことは、とてもできませんでした」と語る。石渡は自分の会社を経営しながら、汐入駅前歯科の事務長を兼任することになった。

　まずはキャッシュフローの見直しを行った。このままではたくさんの

患者がきているのに倒産してしまう。銀行の借り換えを行い、返済期間の交渉をした。「借り換えを願い出た銀行の担当者が、たまたま患者として当院に来院したのだそうです。たくさんの患者が来ている様子を自分の目でみていて、どうやら信用してくれたようです。本当についていたと思います」と2人は話す。返済期間を大幅に延長してもらうことができ、支出が減った。

　次は収入の見直しである。「彼の診療は、シンプルでレセプト単価が低いのが特徴です。そのこだわりは大事にしたいと考えました。薄利ならば、多売するしかありません」

　石渡は診療枠の見直しを行った。それまでは、ユニット2台に対して医師1名、ユニット1台あたり30分の枠で患者を受け入れていた。それを変更して、ユニット3台に対して医師3名、ユニット1台あたりの枠を20分に変更した。1時間にユニット4台で4人しか診られなかったが、変更後は3台で9人を診られるようになった（現在は5台のユニットを4人の医師で診療している）。空いたユニットは急患に充てている。さらには別室にユニットを3台増設し、歯科衛生士のメインテナンスルームをつくった。コスト削減と診療枠の見直しにより、収益性が大幅に改善した。

　「一般企業の当たり前が、この歯科医院では行われていませんでした。少しずつよいものを導入していきました」

　まずは朝礼、終礼の見直しを行った。役職制度がない医院で、事務長の石渡が院長の山口とスタッフの架け橋のポジションをとった。一般企業を経験してきた石渡の視点で、少しずつできることから改善していき、徐々に医院はよくなっていった。だが、前へと進めばまたトラブルに突き当たるものらしい。

CASE02

■ スタッフとの衝突の日々

　医院のオープニングから入社し、勤続10年を超えたスタッフがいた。このスタッフは助手・受付として、他のスタッフをまとめ、医院を長く支えてくれていたが、新しい医院に移転した後、結婚を機に退職することになった。

　彼女の退職の影響は計り知れなかった。彼女の退職後、スタッフと山口の間に溝が生まれ始めた。山口は、理想に向かってどんどん新しいことを取り入れようとする。しかし、前の医院から一緒にやってきたスタッフにとって、あまりにも変化が急激すぎた。スタッフもユニットも倍になり、医師の数も増え、患者数は倍以上。スタッフはその変化についていけていくことができず、これ以上変えられてはたまらないと感じていたようだった。だが、山口は信じるものを推進させたい。そのたびに、スタッフとの衝突を繰り返した。リーダー不在は1つのきっかけにすぎず、むしろ組織の規模の拡大が大きな原因だった。4～5人規模のときは、あうんの呼吸で山口の思いは伝えられていたが、倍の規模になると伝わりきらない。

　「今考えれば、私の器が小さかったのだと思います。もっと相手の言うことに耳を傾けなければいけなかったはずです。スタッフの幸せのために、自分はあるんだ、医院はあるんだと考え始めました」

　すぐに衝突が減ったわけではないし、山口がある日突然変わったわけでもない。だが、パートナーの石渡は次のように指摘する。

　「少しずつではありましたが、彼は変わっていました。もう声を荒げることはないし、スタッフの意見に耳を傾けていました。医院の風土がどんどんよくなっていくのがわかりました」

　スタッフのための職場改善のひとつとして、診療終了時間を午後8時から7時に繰り上げた。家庭と仕事を両立するスタッフにとって、その1時間は大きかった。午後8時までの勤務条件で求人を出していたとき

と比べて、応募人数が大きく増えた。

「私は開業で大変苦しみました。若い先生方には、開業せず勤務医のままでも幸せに働きつづけられる職場にしていきたい。新卒の医師には、しっかりと学べて成長できる環境を提供していきます」

▌新たな枕木も怖くない　挑戦はどこまでも続く

　山口は丸くなっても、挑戦意欲がなくなったわけではない。むしろ信念をもって挑戦しつづけている。現在、２つのチャレンジをしている。

　１つは、分院展開。移転の経験はあるが、分院展開の経験はない。小さくとも、自費を中心とした最新鋭のクリニックを県内に開院すること。

　もう１つは、海外への展開である。「アジアの歯科医療は遅れています。アジアの歯科医師に、マイクロスコープを使った上質な医療を提供したい。そのために、アジアの歯科医師を教育し、現地に医院をつくりたいのです。歯医者に行けない貧困層も多く、そのような人には採算度外視で救いたいと考えています」

　一方で、石渡に将来ビジョンを聞くと、「本院の歯科衛生士専用ユニットの稼働率を上げたいですね。まだまだメインテナンスが必要な患者さんがいるはずです」という答えが返ってきた。

　大志のために挑戦し続ける山口と、現実的に目の前の課題をクリアし、山口の挑戦を支える石渡。この２人の協力があれば、今後も枕木のごとく現れるトラブルを必ずクリアし、多くの人に幸せを届けていくだろう。

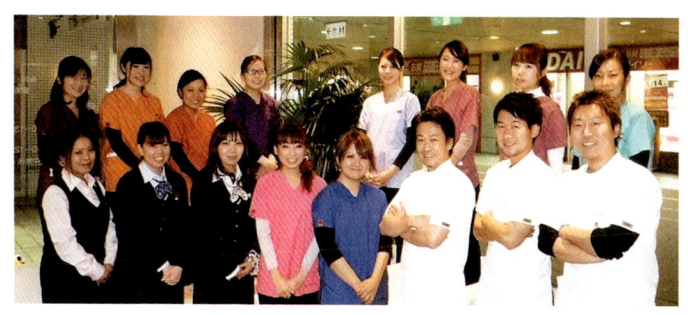

CASE02

Data Sheet

医院名：汐入駅前歯科
所在地：神奈川県横須賀市
Ｕ Ｒ Ｌ：http://www.yokosuka-implant.com
理　念：上質な歯科医療で、患者様が素敵な笑顔で生活できるお手伝いをすることを通じ、SEDの発展と社員全員が笑顔に満ち溢れた物心両面の幸せを追求します。

院長プロフィール：
- 1991年　新潟大学歯学部卒業
- 1998年　ストローマンインプラント認定医
- 1999年　汐入駅前歯科院長　就任
- 2000年　ブローネンマルクインプラント認定医
- 2004年　ハーバード大学インプラント科研修
- 2007年　ITIメンバー認定（インプラント学術団体）
- 2010年　アンキロスインプラント認定医
- 2010年　厚生労働省認定指導医

院長　山口和巳

今後の夢・目標：患者様、若い先生方にマイクロスコープを用いた治療の素晴らしさを伝えていきたい。若い先生方はマイクロスコープを用いた治療が上質であるとわかっていてもトレーニングする機会、場所に恵まれないのが現状です。私どもは積極的に若い先生方を応援し、マイクロスコープを用いた治療の習得をお手伝いしてきました。これからも、患者様が素敵な笑顔で毎日の生活が送れるように、そして若い先生方がよりよい歯科医師人生を送るお手伝いをすることを通じ、社会貢献していきたいと思います。

読者へのメッセージ：目的目標を明確に持って行動し前に進むからこそ、線路の枕木のごとく困難がやってくる、そう思えば一つひとつの困難は辛くとも自己成長させる必要なできごとと思えるようになりました。「生物は順境で滅び、逆境でこそ成長する」。こんな言葉を聞いたことがあります。誰もが認める冬の時代の歯科業界だからこそ、自己成長できるチャンスがあるのかもしれません。

米崎広崇 ＋ 美桜

医療法人社団 若林歯科

HIROTAKA YONEZAKI & MIO

（愛知県豊田市）

〈北極星〉を探し続けた日々
一人ひとりがスターに成長する医院とは？

CASE 03

CASE03

　愛知県豊田市・若林地区は、人口40万人の地方都市の中心部から10kmほど離れた工業地域である。若林歯科は、自動車関連工場の多いこの地域の住民から絶大の信頼を得ている。
　若林歯科は、理事長米崎広崇と妻で院長の美桜、美桜の父の3名の歯科医師が診療を行っている医院だ。開業から間もなく7年が経とうとしている。

　「ステップアップ」「ひとつひとつ着実に」「竹の節目のように」と多くの人は口にする。着実な成長は誰もが目指すが、本当に毎年毎年、進化成長している組織は決して多くない。だが、若林歯科は毎年着実に成長し進化を続けている。成長しているのは患者数や売上だけではない。歯科医師、スタッフの全員が、スキルも人間力もコミュニケーションも進化し続けているのである。若林歯科の成長の歴史は、歯科医院経営だけでなく、一般企業の経営としても非常に興味深い。

■開業〜2年目　美桜院長就任

　院長に就任した当時、美桜はまだ28歳。開業にあたって心躍るどころか、むしろ戸惑っていた。新規開業といっても、複数の分院を持つ医療法人から独立しての開業である。それまで、美桜の父が管理を任されていた医院であり、開業して約16年が経過していた。
　一方、院長に就任する予定だった広崇は、そのころ総合病院の口腔外科に勤務していた。医局に所属していた広崇は、人事の関係で医局を辞めることができない状況だったのである。そこで、父の手を借りて美桜が院長になり開業することになった。医療法人時代から勤務している21歳と22歳の歯科衛生士が2人と、受付1人、計3人のスタッフでスタートした。
　診療はとにかく急患をこなしていた。法人時代からすぐに診てくれる

医院として評判があり、1日20人ほどの患者が来院した。だが、決して新しいスタイルの診療とはいえず、機器の消毒も不十分であった。
「とにかく、まずは院内の環境を整えようと思いました」
最初の改善はモノを買い替えることから始めた。チェアを新しくし、滅菌器を購入。インテリアを替えることで、外観の印象を変えた。
2年目には、広崇が来る！　美桜はそう思っていたが、医局人事の都合で広崇は2年目も口腔外科を辞めることができなかった。美桜は医院運営だけでなく、歯科医師会活動や慣れない外部との交渉ごとをこなさなければならなかった。それらは20代の美桜の肩に重圧となってのしかかり、もはや精神的にもまいってしまいそうだった。広崇はその年度末で医局を辞めることにした。
3年目には広崇が来て、歯科医師3人体制となった。歯科医師数に対してスタッフが足りなくなるため、地元の高校に求人を出したところ、20人ほどの応募があった。採用活動をしたことのない2人は、フィーリングで採用を決定した。4月からは広崇と2人の新人を迎え、3年目にして第二幕が始まったのである。

▎3年目　北極星を探す日々

開業3年目にして、待ちに待った広崇が理事長に就任した。新しく加わった2人の新人とともに、どんどん医院を変えていける！　と思いたいところだったが、思うようにはいかなかった。入ったスタッフをどのように教育すればよいかわからなかったのである。結局、新人は2人とも1年以内に辞めてしまった。
「ここで働くことで、スタッフ自身がどのように成長できるのか、どんな未来があるのかを想像することができなかったんだと思います」と広崇は振り返る。スタッフをどうやって"使えばいいか"がわからなかった。このままではいけないと考え、朝礼での教育を始めた。とはいえ、

CASE03

　具体的な教育方法を決めていたわけではなく、朝から叱ってしまうことふあった。スタッフとの関わり方が定まっておらず、混沌としていた。
　若林歯科の診療方針も、まだこれといって決まっていなかった。診療技術のセミナーに多く参加するようにしていたが、このころ参加したセミナーが若林歯科の今後に大きく影響を与えることになる。それが熊本県天草市の生田図南先生が提唱する歯周内科だった。ただ単に治療方針として影響を受けただけではなく、歯科衛生士に活躍の場を与え、スタッフと共に医院を創り上げる必要性を学んだのである。
　歯周内科治療では、歯科衛生士が説明、P処置、メインテナンスを行う。これまでも歯科衛生士には歯磨き指導やスケーリングの仕事を与えていた。しかし、その都度歯科医師の指示で実施するという名目ではあったものの、教え方がわからず「やってみて」と伝えていただけだった。それまでの若林歯科にとって、歯科衛生士は"使うもの"。あれしなさい、これしなさいと動かすもの。だが、歯周病治療の仕組み化を行うことで、歯科衛生士にその都度指示を出さなくとも、それぞれが自発的に考えて動き、医院の主役になっていた。
　生田式は、診療方針やスタッフとの関わり方に至るまで、すべてが広崇と美桜が求めていた医院の姿だった。医院の目指す方向が分からなかった2人にとって、まさに"北極星"。医院の方向性が定まった。
　それからというもの、どんどん関連のあるセミナーに参加し、学びと実行をすさまじいスピードで進めていった。歯周内科治療は、多くの歯科衛生士が必要になる。タイミングよく3人目の歯科衛生士が加わったことで、改善が加速した。

　ちなみに、広崇は可能な限り美桜と共にセミナーに行く。ときにはスタッフも連れて行く。
　「ひとりでセミナーに行って、学んだことを帰ってから伝えてもなか

なか伝わらないものです。そうなると、セミナーがムダになってしまいます。2人で行くことで、往復の移動中に話してさらに理解が深まります。歯周内科のセミナーも美桜先生の方がやる気になっていました」

セミナーはコストがかかっても複数人数でいくべきと広崇は確信をもって話す。

4年目　大改革期　日々の改善と混乱の年

広崇と美桜は歯周内科をベースとした医院改革に熱くなった。「滅菌は"愛"だ！」と毎日考え、本当に毎日のように診療方針を修正した。日曜日にはセミナーから帰ってくると学んだことをすぐ実行に移すという具合に、やると決めたら必ずやった。設備の配置を変えることもたびたびあった。医院の改革はどんどん進んだ。

だが、スタッフは混乱していた。滅菌は愛？　意味がわからない。月曜に出勤すると、機器の位置が変わっている。このような状況の変化に、スタッフは始終振り回されていた。

「スタッフに泣かれてしまったことがあります。辞められても当然だったと思う。辞めなかったスタッフに感謝したいです」

2人はこのままではいけないと考え、スタッフの意識改革に取り組もうとした。月に1回、昼の時間に1時間のミーティングを行うことにした。最初のうちは、歯科医師が学んできたことを一方的に伝え、スタッフは聞いているだけ。ほとんど意味がなかった。そこでスタッフに月別の交代制で司会・進行を担当してもらうことにした。翌月の司会者が書記をする。司会と書記は、ミーティングの前の週にミーティングの準備で歯科医師と打ち合わせをし、ミーティングの翌週には振り返りを行った。議題は広崇と美桜が提案した。朝礼の方法の見直し、掃除のやり方等、簡単なことから全員で改善する風土を創っていった。

このころの若林歯科のスタッフは、最初から積極的で前向きで明るい

CASE03

スタッフの集まりとはいえなかった。経営状態のいい歯科医院には、明るくオーラのある受付や、他業種で活躍してきたスタッフがいるものである。若林歯科のスタッフの特徴は、素直でまじめ、おとなしいが、根性がある。法人時代からの歯科衛生士はそのまま2人とも今でも勤務しており、やるべき仕事がどんどん変わっていっても変化に対応してきた。それは後から加わったスタッフも同じである。この改革期は、歯科衛生士の協力なくして成功はなかったであろう。

■ 5年目　意識が変わり、スタッフとの関係性が変わった

さまざまな挑戦をした4年目だったが、医業収入は思ったほどの伸びなかった。そこで、新たに2つの取り組みを行った。1つは経営コンサ

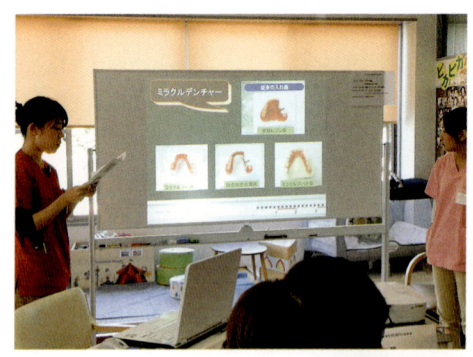

◀▼歯科衛生士が自発的に研修を行い、スキルアップに努めている

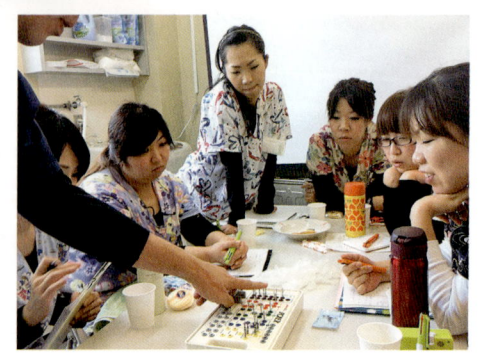

ルタントとの契約、もうひとつは、目標達成に向けた能力開発研修の受講である。経営力を強化することが目的だったが、どちらもスタッフとの関係性を強固に築くことが最短距離といっていた。"雇ってあげている"から、"一緒に働いてくれている"、"スタッフは仕事をやって当たり前"から"スタッフ自身の課題克服をサポートする"へと考えが変化した。広崇と美桜の日ごろの言葉にも変化が表れ、少しずつだったが、医院の雰囲気が変わってくるのが感じられた。

　同じようなタイミングで、新しいスタッフが加わった。明るくてポジティブ。いわゆるムードメーカーである。広崇と美桜の態度の変化にムードメーカーの加わったことで、比較的おとなしいスタッフの多かった医院が前向きで明るい雰囲気に変わっていき、スタッフが笑顔を見せることが多くなった。経営コンサルタントの力も借りて、この時期から医院の仕組みづくりが本格的にスタートした。

　昼休みに行っていたミーティングは、月に一度、午前中の時間を割いて行うようにした。時には外部講師を招聘した。一人ひとりとの面談も行い、本音を聞いた。

　このころには、歯科衛生士が説明から指導、メインテナンスまで、歯科医師を介さずとも完結できるようになっていた。開業時期にはどちらかといえば内気だったスタッフが、前向きで自発的な歯科衛生士に成長した。歯周内科をベースとした、若林歯科のスタイルがこのころ確立したのである。

　さらにこのころ、小児の顎の成長を助ける床矯正や、妊娠期に母親のむし歯予防から子どものむし歯を予防するマタニティ歯科等、若林歯科の特徴ともいえる診療が形作られた。これもセミナーで学んだものを、積極的に取り入れた結果が実を結びはじめていた。

CASE03

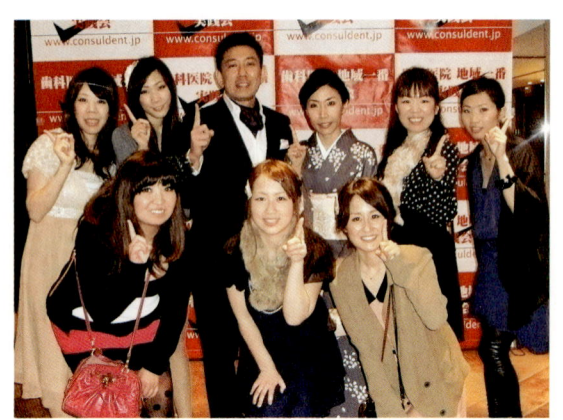

▲経営セミナーで医院の取り組みが評価され、賞を受賞した

■ 力を合わせ、高まる結束力

「去年までに、歯科衛生士に活躍の場ができました。今度は助手にも活躍の場を与えたいのです」

そこで、助手にトリートメントコーディネーター（TC）の役割を与えたいと考えた。新しい役割をどのように伝えるか。助手だけにセミナーに参加させてチャレンジを任せる方法もあったが、広崇と美桜は、全員で合宿することにした。翌月から医院でTCを導入することを伝え、全員が参加し真剣に研修を行った。研修は、TCのセミナーに参加して学んできた美桜が自ら講師を務めた。助手にだけ教育してもよかったが、全員がTCの理解を深めて、協力し合う環境を創りたかったのである。合宿では、順番にTC役、患者役でロールプレイングを繰り返し、助手が初診コンサルティングを行えるようになった。TCの誕生である。

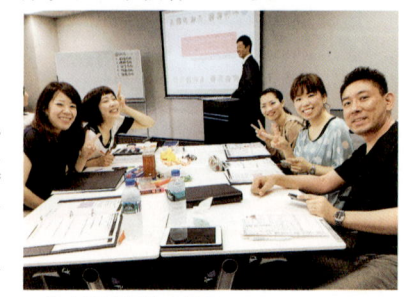

▲能力開発研修の様子

このころから若林歯科は、セミナーに加え、他の医院の見学にスタッフと共に行くようになる。
　「すごすぎる医院に行くと、自信をなくしたり、自院が嫌いになってしまうこともあると聞きます。同じくらいの規模の医院が効果的でした。他院から学ぶことは多くあったし、自分たちのやり方が間違っていないとスタッフが自信をもつこともありました」
　スタッフ全員で取り組むことが多くなっていった。そしてこの年、経営コンサルタントが主催するセミナーで若林歯科の取り組みが高く評価され、賞を受賞した。力を合わせた取り組みが評価され、結束力が増していくのを日々感じていた。

6、7年目　一人ひとりがスターに

　TCとなった助手は、初診コンサルに加え、セカンドコンサル（診療計画の説明）、補綴コンサルができるようになっていた。TCたちは、以前に比べ、明らかに笑顔が多くなっていた。歯科衛生士はTCについて、「TCのおかげで、患者さんから『なんでTBIのためにこなくてはいけないの？』『どうして何度も歯周病ケアに来なければいけないの？』と聞かれることが少なくなりました」と話す。お互いが尊敬しあい、認

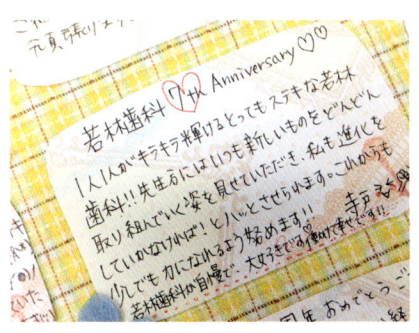

▲スタッフの声

めあう風土ができあがった。強い連携が生まれた。
　「自分の居場所を見つけました」
　TCのスタッフが、何気なく発した言葉に、広崇と美桜は心から喜んだ。「違うよ、自分で居場所を作ったんだよ」と美桜はうれしそうに語る。

　あるスタッフは、広崇と美桜がまったく気がつかないうちに、診療前から診療後までの業務マニュアルを作成していた。何十項目にわたるマニュアルで、写真付だった。広崇も美桜も、マニュアル作成を指示していない。自発的に作っていたのだ。
　このころには管理職を設けており、8人の正職員スタッフのうち2人をチーフに抜擢した。また、この年に入社した受付担当は、受付のレベルアップに自発的に取り組んでいる。広崇と美桜が引っ張る医院から、スタッフも自発的に創り上げる医院に変わっていった。

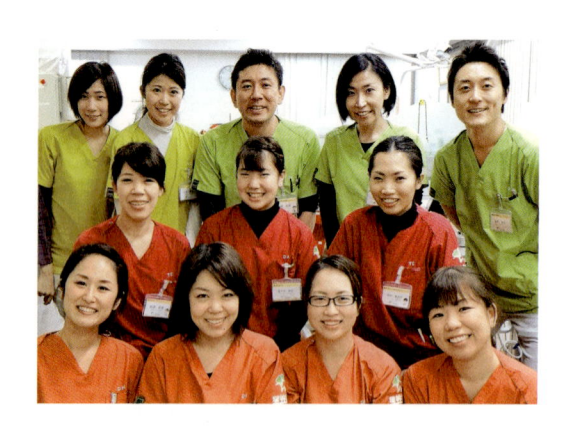

▎8年目〜　より明るい未来を目指して

　若林歯科では、スタッフの入社記念日にバリデーションを行っている。さらにスタッフの家族に花とメッセージを贈っている。スタッフは1年1年、若林歯科の成長とともに成長している。

「私は結婚しても仕事を続けたい！」というスタッフがいる。若林歯科のスタッフの在職年数は長い。開院当初からのスタッフは、30歳近くなってきた。結婚が決まっているスタッフもいる。

「スタッフのみんなが大好き！ スタッフたちが結婚しても、妊娠・出産しても、仕事を続けられる医院にしたい」と、美桜はスタッフたちと伴走している日々を心から楽しんでいる。

「いまの悩みといえば、採用ですね」と広崇は語る。在職年数の長いスタッフに支えられている若林歯科は、退職者がでるとダメージが大きい。今のスタッフと可能な限り長く働き、さらに長い人生を共にしたいスタッフを雇用したい。それができれば若林歯科は、地域に永久に愛され、貢献し続けるだろう。

CASE03

Data Sheet

医院名：医療法人社団 若林歯科
所在地：愛知県豊田市
ＵＲＬ：http://www.wakabayashishika.com
理　念：～「安心・安全・誠実・勤勉・向上心」～
「歯科医療を通じて若林歯科にかかわるすべての人を豊かにし、もって国と地域社会に貢献すること」
「患者さんには、生まれる前から歯科医院として関わりを持つことで、その人の人生に寄り添い、その人の人生が豊かになることを支援する」

理事長プロフィール：
- 2002年　愛知学院大学歯学部卒業
- 2003年　歯科医師臨床研修終了（口腔外科）
　　　　　愛知学院大学歯学部
　　　　　口腔外科学第一講座入局
- 2003年　多治見市民病院歯科口腔外科勤務
- 2004年　春日井市民病院歯科口腔外科勤務
- 2008年　若林歯科 院長就任
- 2012年　医療法人社団 若林歯科 理事長就任

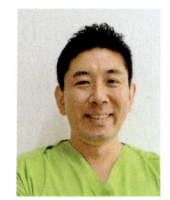

理事長　米崎広崇

今後の夢・目標：今までは、自分の成長と医院の成長に必死で取り組んできました。そして、日々変化し続ける医院であることを目標に改善を繰り返してきたため、スタッフにとっては非常にストレスになっていたと感じています。それでも、一緒に働き、そして成長し続けてくれるスタッフに感謝するとともに、今後は、スタッフの成長のために、スタッフが成長することで発展する医院をつくるために努力していきたいと考えています。今まで何度か失敗してきた新卒採用を積極的に行い、歯科医療を通じて立派な社会人を育てることを目標としたいと考えています。

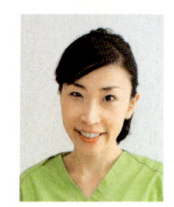

院長　米崎美桜

読者へのメッセージ：日々の診療に追われて生活していると、いつの間にか夢・目標・志・理念 などを忘れがちになってしまいます。しかし、どんなに苦しくても、辛くても、悲しくても、心臓をつぶされるような気持ちになる出来事があったとしても、夢を見て、目標を立て、志を忘れず、理念を掲げ続けることで、必ず未来が開けます。公序良俗に反することなく、自分の良心に恥じない歯科医療を全力で行える歯科医師でありたいと思っています。

引き寄せの素①
パートナーの力

　日々の医院経営で困難を感じることなく、周囲（時代）の変化に影響されない院長は一人もいないでしょう。必ず歯科業界あるいは世の中の変化にさらされ、多かれ少なかれ困難に見舞われます。そのとき大切なのは、共に苦しみを乗り越えてくれる人、つまりパートナーがいること。前の3つのエピソードでは、困難を乗り越えるためにパートナーの存在が欠かせませんでした。たなか歯科クリニックは、ともに同じ道を進むパートナーが現れてから、すべてが好転しました。若林歯科の広崇氏・美桜氏夫婦がすばらしいパートナー同士であることはいうまでもありませんが、スタッフもまた院長と同じビジョンを描くパートナーになっています。山口先生と石渡氏のタッグも、スタッフを単なる従業員ではなくパートナーとして迎え入れるようになりました。組織がうまくいっているときはよい人財が集まり、明るく楽しく一致団結しているものです。ですが、困難に見舞われ、どんどん状況が悪くなっていると感じたとき、信頼関係が希薄になっていると優秀な人財は離れていくものです。困難に直面したときに力を貸してくれる人がいること。そのためにパートナーをつくること。それが組織マネジメントには重要だということでしょう。日ごろから周囲の人々を大切にしていたからこそ、困難に立ち向かうパートナーが存在し得たのです。

引き寄せの素②
溺愛する

　チームを、自院を、溺愛しているのがこの先生たち。目に入れても痛くないといわんばかりです。成功しているから愛しているのか、愛したから成功したのか。鶏か卵かで、どちらが正解とはいえないのかもしれませんが、私は愛したからこそ成功したのではないかと思います。"愛する"は自動詞。外部の影響は受けません。これでもかといわんばかりに愛情を注いでいるからこそ、成長の芽が生まれ、医院の成功につながっているのです。「あんなスタッフ、こんな医院、愛せないよ……」と思った先生、先に愛することからチャレンジしてください。スタッフは何を望んでいるか、この医院はどうなりたいのか、ここにくる患者さんのためにもっとしてあげられることはないか、と。愛を注ぎ切る覚悟を持ったとき、あらゆるものが好転すると信じています。

引き寄せの素③
勉強の虫になる

　田中先生、山口先生、米崎広崇先生、美桜先生は、とにかく勉強の虫です。週末はほとんどセミナーに参加。診療技術の向上も経営力のアップもとにかく手を抜きません。その姿というものは、自然と周囲に伝わるものです。スタッフは地域住民にとっても、患者さんのために鍛錬に余念がない姿は誇らしいもの。応援したい気持ちになります。そして勉強の虫とは"素直さ"の表れでもあります。どんなことでもいいものは吸収したいという貪欲さです。頑固な人ほど、いいものを吸収するチャンスを逃しています。素直にいいものを吸収し続けるということは、成長・成功することは間違いありません。

中村 信一郎
SHINICHIRO NAKAMURA

医療法人靖正会にしさんそう歯科 ナカムラクリニック（大阪府門真市）

教育から共育への変遷
――良質な歯科医療を求めて――

CASE 04

CASE04

　大阪府の医療法人靖正会。理事長の中村信一郎は、個人経営で開業してからわずか４年で２つの分院を展開。現在、３医院を経営し、どの医院も多くの患者から支持を得ている。このハイスピード展開にはどんな理由があるのか。なぜ中村にはそれが可能だったのか。

　決して平坦な道のりではなかった。だが、中村は強い意志とともに、多くの仲間の力を借りて困難を突破してきたのである。

■ 歯科技工士の父の背中

　中村信一郎の父は、義歯専門の歯科技工所を経営していた。社員１、２名の零細企業で、経理は母が担当していた。経営は決して楽ではなかった。とくに苦しかったのは、中村が小学校３年生のとき。

　「今月の支払い明日までなのだけれど、15万円足らないよ。どうするの？」と父に聞く母。「ないものはない」といって逃げるように出ていく父。そのようなことは日常茶飯事だった。中村は、当時幼稚園に通っていた弟とともに、不安な気持ちでそのやりとりを眺めていた。

　そんな父の姿に中村はいつも疑問を感じていた。経営者は大変だ。なのに経済的にはいつも辛いし、夜遅くまで仕事をしている。そんな仕事をしていて、父は楽しいのだろうか。そんな中村に向かって、父はいつもこういっていた。

　「入れ歯のことで悩んでいる患者さんはいっぱいいる。その方々がよい入れ歯と出会って、おいしくご飯が食べられて、そのうえ感謝までしていただける。こんな素晴らしい仕事はないだろう？　楽しくてしょうがない」

　当時の中村には、父が語ったことの意味が理解できなかった。だが、歯科医師として開業した今、仕事とはなにか、一番重要なことはなにかという価値観は、父の背中から学んだと感じている。

■ 専門職を志して歯科医師に

　高校生になり将来の進路を考えるようになった。プロサッカー選手になりたいと漠然と考えていたが、直感的に無理そうだと感じた。そして選んだのは歯学部進学。両親の力になりたい気持ちと、専門職ならば堂々と生きられるかもしれないという気持ちがあり、広島大学歯学部に入学を決めた。

　大学生活は楽しかった。遊びすぎて、留年することなく最小限の努力で進級することを誇りに思うような屈折した考えをもってしまった。転機が訪れたのは大学6年生のとき。歯学部のサッカー部のキャプテンを務めあげ、引退後は国家試験の勉強に取り組みながら朝4時までファミレスでアルバイトをしていた。常に寝不足の状態で半年間を過ごすうち、ある先輩に出会った。大学の2つ上の先輩が京都大学の口腔外科に勤務し、激務を楽しんで誇りをもってこなしていた。中村は、そんな働き方に憧れた。どこか先輩と父の姿が、中村の目には重なって映ったのかもしれない。ハードな環境で思いっきり仕事をしたいと考えるようになり、京都大学口腔外科への憧れが強くなった。もう京都大学以外には行きたくない。

　だが、当時京都大学口腔外科は人気で試験がとても難しく、採用倍率が高かった。国家試験の勉強はもちろんしなければいけないが、その2倍以上の時間を採用試験の勉強に費やした。必死の勉強の末、見事に国家試験も、京都大学への採用も勝ち取った。

■ 京都大学口腔外科時代

　京都大学口腔外科は、口腔がん、顎再建外科（マイクロサージェリーを含む）、顎関節手術、外科的矯正手術、インプラントなど、各々の専門家が高いレベルで臨床を行っていた。朝から深夜まで研修医室にこもり、日々勉強、診療。そのような環境で過ごした。

ここで中村は、恩師といえる人物に出会う。日本の外科的矯正手術の草分け飯塚忠彦教授である。個性の強い専門医集団をやわらかい物腰で、人徳で束ねる姿。憧れを抱いた。外科的矯正手術のスペシャリストにも関わらず、飯塚先生はいつも口を酸っぱくして言っていたのは手技のことではなかった。
　「患者さんが診療室に入ってきたら、入ってくるところから全部くまなく観察しなさい。顔色、歩き方、すべてを見逃さないこと。そこから良質な診療は始まるのだから」
　日本を代表する口腔外科手術のスペシャリストは、口腔内だけを診ているのではなかった。患者のすべてを診ているのである。医療者としての一番大切な姿勢は、飯塚先生から学んだ。
　この飯塚先生の下、京都大学口腔外科には素晴らしい指導医が多く在籍していた。その指導医の先生たちに学んだこと、それは熱意のない歯科医師は、成果が得られないということだった。
　その間、中村は9ヵ月間麻酔科に出向し、全身麻酔の意義深さとともに怖さも知った。ICU勤務では、仮眠も含めると36時間連続の当直勤務もたびたび経験した。人の生死に間近にふれ、助かる人と助からない人がいるという冷徹な事実を知った。また、生死を行き来している患者との関わり合い、そして医療従事者としてのこだわりを肌で感じた。これらの経験は、その後の診療に大きな影響を与えた。また、関連病院ではさまざまな手術の指導を受け、患者を一番に考えた治療を人徳のある指導医のもと、経験を積んでいった。

■ 夜間診療への想い

　関連病院での当直のとき、幾度となく経験した場面がある。深夜、急患対応で当直室から呼ばれると、むし歯が冷たい水でしみると訴える患者や、入れ歯の調整を求める患者の対応をすることが少なくなかった。

もちろん交通外傷や、重症の感染症の患者もいたが、とても救急だと思えない患者が多いのが現実だった。よくよくその患者に話を聞くと、いつも歯のことで困っているが、通院できる時間帯に診療してくれる歯科医院がない、仕事が忙しくてとても定期的に通えない、日曜日しか休みがないが開いている歯科医院が見つからない、といった理由で来院していた。深夜の診療は深夜加算が上乗せされるが、3割負担の患者であれば7割は保険請求となる。地方自治体や保険者の医療資源は限られているのに大変な無駄に感じられた。夜間や、土日、祝日に診療を提供できる歯科医院がもっとあれば、多くの患者と地域のみなさんに喜んでもらえるかもしれないと思った。

　それならば、自分が一般歯科診療の夜間、土日診療の歯科医院を経営しようか、と考えた。だが、これまで口腔外科や麻酔科で多くの先生から指導していただいた知識、技術が無駄になるかもしれないとの葛藤があった。悩んだ末に、社会に役に立つ医療人になることが重要なのであって、それが恩返しになると自分に言い聞かせた。そして、開業に向けて一般歯科への進路変更を決断したのだった。もう決して若くはない、31歳のときである。

■マネジメントの恐ろしさを知る

　知人の紹介で、土日診療と平日夜20時まで診療できる歯科医院の分院長を任されたが、ここで中村はマネジメントの恐ろしさを知った。

　中村は45歳の歯科衛生士に、8人の歯科衛生士・助手・受付の人事的マネジメントを依頼した。その歯科衛生士は、非常に人当たりがよく、スタッフから人気があった。権限委譲、エンパワーメント。経営はトップダウンだけではなく、スタッフにマネジメントをさせ、モチベーションを高めるべきと教わった人は多いだろう。中村もそのとおりに実行した。だが、このケースではうまくいかなかった。そもそも中村には、そ

CASE04

の歯科衛生士と一緒にスタッフをマネジメントする能力がまだ備わっていなかったのである。意見の食いちがう歯科衛生士と中村は、次第にコミュニケーションがうまくいかなくなっていったが、その問題を中村は放置した。密にコミュニケーションをとり、お互いの考えの違いを認め合い、価値観を共有すべきであった。やがてその歯科衛生士の不満が爆発し、予想だにしない行動を起こした。全8人のスタッフのうち6人を巻き込み、結託して理事長に分院長中村の交代を申し出たのである。スタッフ側と経営側と溝が深まった場合、多くのスタッフが距離の近いスタッフ側に味方することがある。結果は歯科衛生士の配置（分院）転換で収まったが、中村は開業前の分院長時代にスタッフとのトラブルを味わうこととなった。

■ いよいよ開業へ

分院長を3年経験した中村は、ついに開業の準備に入った。立地は大阪の都心から離れた下町の駅前。40坪のテナントに、チェア9台を置けるスペースを用意しつつ、最初は5台で開業した。個室・半個室ではなく、チェアがワンフロアに一列に並んでいる。近年多くの開業医院はプライベート空間に配慮した作りになっているが、ここは違う。待合室についても、デザイン性の高いインテリアを置くなど、これといった差

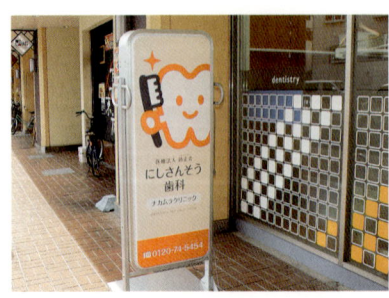

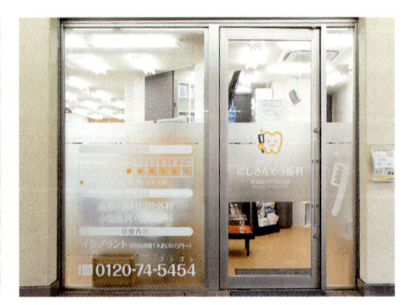

▲にしさんそう歯科ナカムラクリニック

別化はされていない。医療機器はチェアを含めて一部中古で揃え、X線照射器は無料で譲り受けた。医療機器の購入費用を通常の開業の1/3〜1/4に抑えた。

「個室や、最新の医療機器で患者満足を高める方法も理解できるのですが、個室にしないメリットも大きいと思いますよ」と中村は語る。患者・スタッフに目が行き届き、何かあればすぐに声をかけられる。いざとなれば、すぐに院長が飛んできてくれるという安心感の中で働くことができる。

「医療機器は中古でいいとは思っていなかったものの、当時は経済的に余裕がありませんでした。しかも、開業するまで本当にこの立地で患者が集まるか不安でした。最新のチェアは、医院経営が軌道に乗ってから購入すればいいと思っていました」と中村は振り返る（ちなみに、現在は最新のチェアを増設し、計9台で診療を行っている）。

一方で、開業時のポスティング広告や折り込みチラシ、リーフレットには投資を惜しまなかった。この戦略は正解だった。開業月から多くの患者が来院したのである。

年中無休・平日夜間診療

「治療をしたいのに、昼間に通院時間が取れないなどの理由で困っている患者さんは本当に大勢いらっしゃいます。夜間に来院する患者さんは本当に治療が難しい状態で来院します。これまで夜間に治療してくれる医院がなかったからです。平日夜間診療、土日祝日診療を実施してみて初めてわかりました」

ナカムラクリニックは、GW、正月も含めてほぼ年中無休。平日は10〜22時まで、土・日・祝日は8時〜14時まで診療している。

一般的な歯科の診療時間に歯科医院に通えない患者、とくに歯周病治療など定期的な通院が必要な患者にとって、夜間診療は願ってもないこ

とである。ナカムラクリニックでは、歯科医師だけでなく歯科衛生士も夜10時まで勤務している。夜間診療でなければメインテナンスできない患者が少なくないためである。

スタッフ採用

　ナカムラクリニックでは、助手・受付は大卒の新卒採用を行っている。医院にはそれぞれ独自の考え方、仕事のやり方があるため、他の医院に染まっていない新卒を採用するのである。毎年数名のスタッフを採用し、本院で優秀に育ったスタッフは、分院でリーダーとして活躍する場が与えられる。教育と権限委譲のバランスが保たれている。

　年中無休・平日夜間診療を行うには一緒に働いてもらえるスタッフの協力が不可欠といえる。変形労働制型勤務、シフトの回し方、モチベーションの維持などについて、「これが本当に難しい」と中村は語る。しかしながら、夜間診療は地域貢献という点で、重要な柱の1つとなっている。

　「夜間診療を行うなかで、難しい口腔内の状態で来院する患者を救っている点で、地域に貢献していると実感しています。地域のみなさんにとって、かけがえのない存在になりたいのです」

　急性期病院の口腔外科医として勤務していた中村には、夜間診療や土日祝日診療を行う抵抗は少ないといえるかもしれない。今後、さらに医院規模を拡大していくなかで医師・スタッフが増えていったとしても、年中無休・平日夜間診療に協力する人材といかに出会えるか？　今後の課題のひとつといえるだろう。平成25年度4月には、臨床研修を終了した歯科医師2名、新卒歯科衛生士1名、歯科助手・受付3名の計6名採用。来年度もこれより多く採用する予定である。

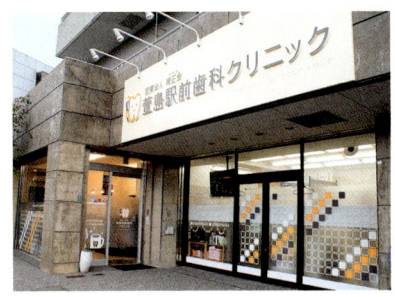

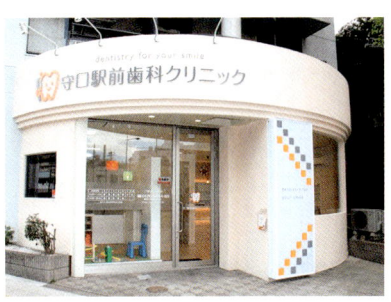

▲萱島駅前歯科クリニック（左）、守口駅前歯科クリニック（右）

分院展開の必要性

"5年で3医院"、開業時に中村はこの目標を掲げていた。地域貢献、より多くの患者さんに適切な歯科治療を受けていただきたい。歯科医師が自分ひとりで診療していては、自分に病気などのトラブルが起きれば対応できなくなってしまう。そこで勤務医を雇い、医院は分院展開するのが当初からのビジョンであった。さらに、中村自身、分院長の経験が現在の開業に大いに役立っているため、開業を目指す医師には分院長を経験させたいとの思いも強い。分院展開は当初の目標よりも早く達成、開業4年目で2つの分院（萱島駅前歯科クリニック、守口駅前歯科クリニック）を展開し、3医院経営となった。

教育から"共育"へ

近年、分院展開に対する中村の考えは変化しつつあるようだ。

「以前は分院展開がベストと考えていましたが、数々の成功している歯科医院を見学するなかで、そうとも限らないと最近は思うようになりました」

というのも、3医院体制になったことで、中村の目が必ずしも行き届いているとは言えなくなってきたからである。3医院で正社員が30人を超えてくると、管理部門専属の人材が必要だった。4年間はかなりの

CASE04

部分を自分で決定してやってきたが、1人の力や知恵で対応できる範囲には限度がある。管理に追われ、診療にも全力を尽くせないこともあった。どうしても目が行き届かない部分で、分院のスタッフから不満が上がることもあった。

　考えてみれば、当たり前のことかもしれない。規模を拡大していくうちに、いつかは中村のキャパシティを上回るときがくるはずである。スタッフへの配慮が不足しがちになっていることに、中村は気づいていた。その対策として、人事や経営戦略、企画、総務といった専門職を採用することにした。縁に恵まれ、最適な人物を採用することができた。次のステップを、中村はこう話す。

「人財の教育が課題です。自分が教えられる範囲には限界があります。これから必要なのは、教育から"共育"への昇華です。つまり、教えるのではなくて、共に成長すること。全スタッフが、同じビジョンを目指し共に成長するパートナーになっていくべきですね」

　そこで、まず中村が行ったのはスタッフとの面談である。スタッフ一人ひとりの意見を聞くため、1ヵ月に一度の頻度で腹を割って話し合った。歯科医師とは1週間に一度、1時間じっくり話し合った。最初はお互い少し恥ずかしかったが、半年もするとプライベートの悩みや、仕事に対する考えを共有できるスタッフが出てきた。さらには、スタッフから自発的に細かい改善案が出てくるようになった。

　次に行ったのは、理念の再構築である。なんのためにわれわれ靖正会は存在しているのか？　開業して4年経った今、改めて理念を創り直した。靖正会の理念は次のようになった。

『全スタッフの物心両面の幸福を追求すると同時に、より多くの患者様からより多くのありがとうをいただくことのできる地域で一番の歯科医院グループになる』

　現在、毎朝この理念を唱和している。

全体ミーティング

"共育"のために、月に1回のスタッフミーティングを始めた。スタッフをグループに分け、いろいろなテーマで話しあう。発表形式をとり、議論を活発に行う。新人も積極的に意見が言える雰囲気にこだわった。

第1回のミーティングでは、理念にもとづき全スタッフの物心両面の幸福を追求することについて、15人弱で2日間、朝から晩まで話し合い、理想の"チーム靖正会"像を模造紙いっぱいに書いた。有給100%消化。産休、育休の取得。ボーナス2倍。みんなで旅行に行きたい。もっと患者さんと話ができるように。アポイントのデジタル化。信頼し合う。笑顔が絶えない。洗い場周りをもっときれいに……。その数200以上。どんな医院にしたいのか？　アイデアは尽きない。この前向きな気持ちこそが、チームをよくしていくのだろう。もちろん一気に解決することは難しいが、このときの模造紙を中村は週に一度眺めることにしている。

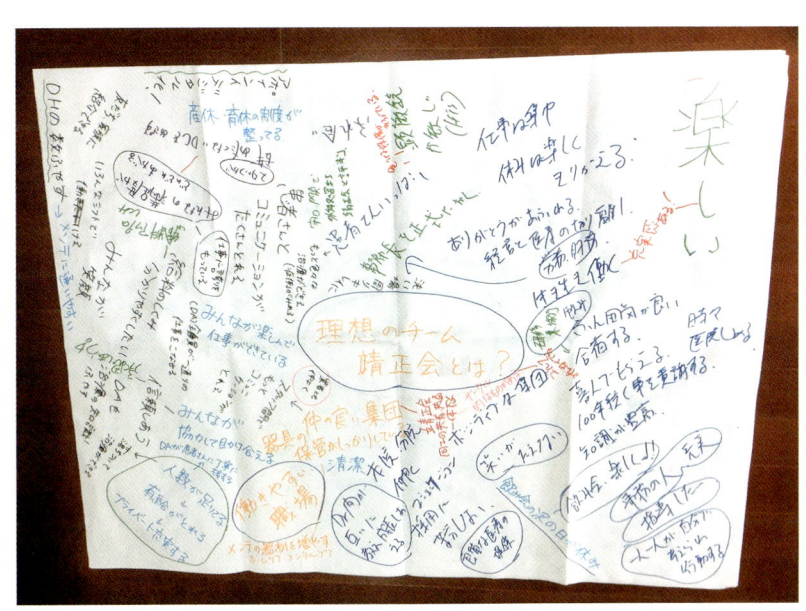

▲スタッフが挙げた理想のチーム像

CASE04

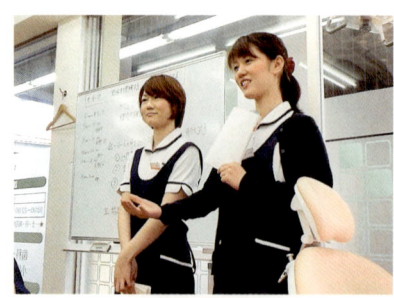

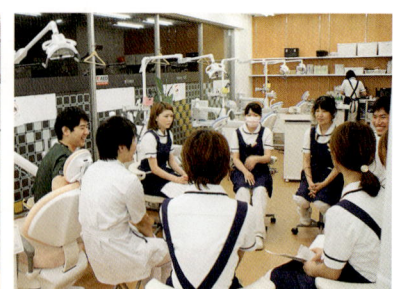

▲ミーティングの様子

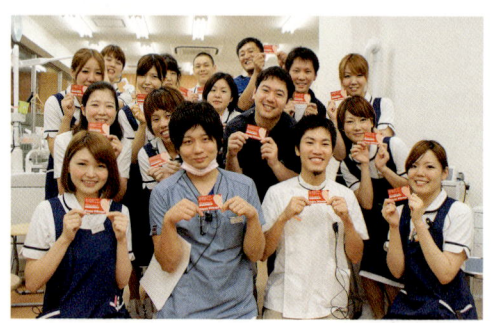

▲「ハッピーマイレージカード」を手にするスタッフ

　皆がこの日の想いを忘れずにいれば、いずれ多くの希望が叶うだろう。模造紙を眺めるたびに、中村はそう感じている。
　また、子ども夏祭りやクリスマス会、ハッピーマイレージシステム（サービス業従事者の「笑顔」に感謝の気持ちを示すシステム）やサンクスカード（スタッフ間で感謝の気持ちを伝えるシステム）など、スタッフ主導による取り組みが数多く実施されるようになった。

■ 診療の共育

　歯科医師の診療についても、より患者さんから感謝をいただける形に変えようという意見がでた。「これまでは、複数の医師が協力して非常に効率的な治療を行ってきた。患者さんが多い時間帯は、麻酔と治療す

ナカムラクリニック

る医師を分業して対応するなど、スピード感があった」という。

　だが、もっと患者さんに向き合う医療を大切にしようと、完全担当医師制を導入した。大阪北摂地域でチーム歯科医療を実践している医院をスタッフと共に見学にいき、チーム制を導入した。つまり、同じ組み合わせの歯科医師と歯科助手が常に一緒に行動し、1人の患者に対してよりよい治療をチームで模索する。いつも一緒に治療を行うので円滑なコミュニケーションが生まれ、ミーティングも毎日密に行う。この結果、1人の患者に対して、より高度な質の高い治療を提供できる仕組みになった。現在、にしさんそう歯科ナカムラクリニックには、5つのチームがある。

　平成24年は1名、25年には2名臨床研修を終えたばかりの歯科医師を採用。5つのチームの歯科医師は、それぞれ得意な治療が異なるため、いろいろな経験を吸収できる。院長の中村は口腔外科専門医、根管治療が専門の歯科医師、拡大鏡が得意な歯科医師がいたりと、さまざまである。これは、中村が経験した京都大学医学部附属病院口腔外科とイメージが重なる。また医療法人靖正会には本院のにしさんそう歯科ナカムラクリニックとほかの2つの分院があるため、個性の異なる院長のもとでの研修が可能である。にしさんそう歯科で勤務するある歯科医師は、「にしさんそう歯科の先生は、みんなとにかく向上心が強い。つねに自分が成長しようと研鑽しています。その環境は私にとって一番大切なものです」と話す。これこそ、まさに"共育"である。

　開業して今年で5年目。3医院とも順調に成長しているようにみえる。しかし中村に慢心はない。まだまだもっとよい医療が提供できる。今日も1人でもより多くの患者に感謝をいただける歯科医院グループを目指して朝礼が始まる。中村とそのスタッフは共育し合いながら使命に向かって挑戦し続けている。

CASE04

Data Sheet

医院名：医療法人靖正会 にしさんそう歯科 ナカムラクリニック
所在地：大阪府門真市
URL：http://www.d-5454.com
理　念：全スタッフの物心両面の幸福を追求すると同時に、より多くの患者様からより多くのありがとうをいただくことのできる地域で一番の歯科医院グループになる。

総院長プロフィール：
- 1998年　広島大学歯学部卒業
　　　　　京都大学医学部附属病院歯科口腔外科勤務
- 2001年　松江市立病院歯科口腔外科勤務
- 2003年　洛和会音羽病院京都口腔健康センターにて指導医のもと顎変形症の診断、手術を担当。また、骨移植を含むインプラント治療を専門に行う。
- 2005年　医療法人佳晴会綾園歯科　院長就任
- 2008年　にしさんそう歯科ナカムラクリニック開院
- 2012年　医療法人靖正会にしさんそう歯科ナカムラクリニック設立
　　　　　医療法人靖正会萱島駅前歯科クリニック開設
　　　　　医療法人靖正会守口駅前歯科クリニック開設

総院長　中村信一郎

今後の目標：当院に来院されている5歳の女の子が、70歳になっても継続的に来院され、娘さんもお孫さんも一緒にお口の健康を維持されている。そんな三世代にわたって地域の皆様に信頼をいただける歯科医院グループでありたいと思います。

黒瀬基尋

医療法人参方善さくら会 さくら歯科
MOTOHIRO KUROSE
（愛知県春日井市）

CASE 05

パンの耳をかじり、給食費が払えない幼少期から月のレセプト枚数3000枚の人気医院になるまで

CASE05

「幼い頃は米を買う金もなく、パンの耳しか食べられなかった」

そのような有名人、芸能人の体験話を聞いたことがあるだろう。ハングリースピリットとは、「向上心」「物事に執着する精神（魂・神経）」と訳される。だが、まれに"貪欲"という意味のハングリーだけではなく、本当に"腹が減って"いて、二度と貧乏を味わいたくない想いで頑張り続ける人がいる。医療法人参方善さくら会 さくら歯科院長の黒瀬基尋は、まさにハングリースピリットで医院の拡大に取り組んでいる。幼少の頃の苦しみが、歯科医師としての成長、成功に向かう貪欲さの源になっている。

■ パンの耳をかじった幼少期……

「思い出すと涙が止まりません」

黒瀬は、幼少の頃の話をすると辛い思い出がよみがえる。黒瀬の父は設計士として独立開業した。設計士として優秀な父だったが、開業した場所が悪く2年ほど仕事がなかった。そのころ、黒瀬は小学校低学年。

「パンの耳を水につけて食べていました。あの不味い味を思い出しては辛くなります。給食費も払えなかったほどです」

母がパン屋でパートをしており、パンの耳をもらってきていた。

黒瀬は、弟1人、妹2人の4兄弟の長男である。両親は、育ち盛りの4兄弟に金がかかるのに仕事がない状況に、どれだけ辛い思いをしただろうか。ときには感情が高ぶり、夫婦喧嘩もしていた。大喧嘩のときには窓ガラスが割れることさえあったが、修理する金はなく、何ヵ月も新聞紙が貼られていたこともある。不動産バブルが始まる小学校高学年までそのような環境が続いた。

黒瀬は今でもパンが食べられないという。

「あの頃を思い出すから。ホテルの食事でもライスを頼んでいます」

黒瀬の祖父は歯科医師で、郡の歯科医師会の会長を任され人望があっ

医療法人参方善さくら会
さくら歯科

た。医院にはたくさんの患者が訪れていたが、謙虚さを失わないすばらしい人格者だった。その背中を見ていた黒瀬は、「将来の夢は、歯科医師になること以外考えていませんでした。歯科医師になって人の役に立ちたいと思っていました」と振り返る。黒瀬は通っていた高校の関連大学の日本大学松戸歯学部に入学した。

4畳半、風呂トイレなしの大学生活

大学時代は、4畳半のアパートで生活。トイレ・風呂共同住宅だ。日本拳法部に所属し、とにかく体を鍛えた。このとき鍛えた精神は、今でも仕事の役に立っている。学費は祖父が出してくれたが、生活費は自分で稼がなくてはならない。家具の運搬のアルバイトで週に3回は徹夜、土日は引っ越し屋で働き、常に体はボロボロだった。ちょうどバブル全盛のころに入学したため、周りの学生が華やかに見えた。

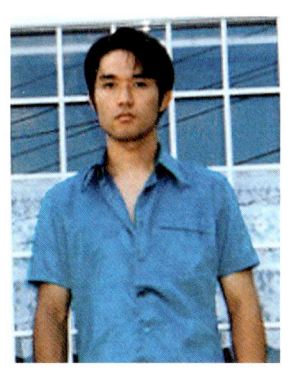

▲大学時代の黒瀬

勉強になった修行時代と、妻の医院の立て直し

最初の就職先は、東京のど真ん中。黒瀬は東京に憧れていた。そこは自費率80%、歯科医師は6、7人おり、芸能人も来院する非常に流行っている医院だった。スタッフの話し方、接遇はすばらしく、患者を大切にしていた。ビル群の中で医院は目立たない場所にあったが、紹介で患者が集まってくる。しかし、1年目の黒瀬は仕事を任されずほとんど見学のみ。生活できるような給料はもらえず、1年で退職した。

次の勤務先は千葉県の大型医院で、立地もきわめてよく、1日に250人もの患者が来院していた。非常に厳しい環境で、医師、スタッフの入

CASE05

れ替わりが激しかった。最初の医院を1年で退職している黒瀬は、2つ目では食らいつかなければいけないと考え、5年間勤務した。黒瀬1人助手1人で1日50人の患者を治療する日もあった。大きな医院の経営のやり方を経験したことで、同じような規模の医院をつくるイメージができた。

　千葉の大型医院に勤務していたころ、休日にアルバイトをしていた医院からも多くのことを学んだ。その医院の院長はホストの経験もある。物腰が柔らかく、患者の信頼を得られるトークをしていた。「今の自分のトークはこの先生から学んだ部分が大きいと思います」。黒瀬は今でも、堅苦しくなく患者と等身大に向き合う接遇をしている。

　千葉の医院にて5年勤務した後、開業に向けて退職。妻も同じ大学卒の歯科医師で勤務医だったため、しばらく黒瀬は子育てをしていた。主夫である。

　「その1年で、主婦の感覚を学びました。子育てとか、料理とか。若い奥さんに共感できるようになりました」

　主婦感覚がわかるというのは、今も黒瀬のひとつの強みになっている。

　そのころ黒瀬の妻は、埼玉で分院長を任された。前の分院長が辞めてしまい、突然着任することになったのである。だが、その医院に問題があった。ユニット7、8台規模の大きな医院だったが、患者が少なく2、3台しか稼働していなかった。当然のことながら、毎月多額の赤字が出ていた。黒瀬はちょうど自身の開業に向けていろいろなアイデアを温めていた時期だったため、それらを活かして妻の医院の立て直しにチャレンジした。まるで、経営コンサルタントである。看板の付け替え、折込チラシの作成、リコールや紹介を促すトークの導入。1日20～30人しか来なかった医院が、1年で50～60人の医院になった。

　「とにかく必死でした。そのままやってたら潰れてしまう医院なのですから。どんどん改善されていくところを見るのは楽しかったですね」

医療法人参方善さくら会
さくら歯科

開業する前に、一度経営手腕を試される機会を得たことで、大きな自信へと繋がっていった。

準備万端の開業

黒瀬はこれまでどれも患者数の多い医院で勤務してきた。肌でどのような立地に開業すれば上手くいくか、感じる力があった。開業に向けて厳しい条件を考えた。①スーパーのそば、②交通量が多い、③道が坂になっていて遠くから見える、④片側一車線、⑤信号のある交差点。そんな場所なんかないと周囲から言われていたが、愛知県春日井市に、ぴったりの土地があると業者から紹介された。

「実家の岐阜からも、しばらく過ごしていた関東からも遠い春日井。まったく知らない土地だったが、行ってみるとピンときた。これまで何件も断ってきたが、ここに即決した」

見ず知らずの土地であり、また周辺の相場よりも５割ほど高い賃料だったが、黒瀬は迷わず開業地に決めた。そこが現在のさくら歯科である。

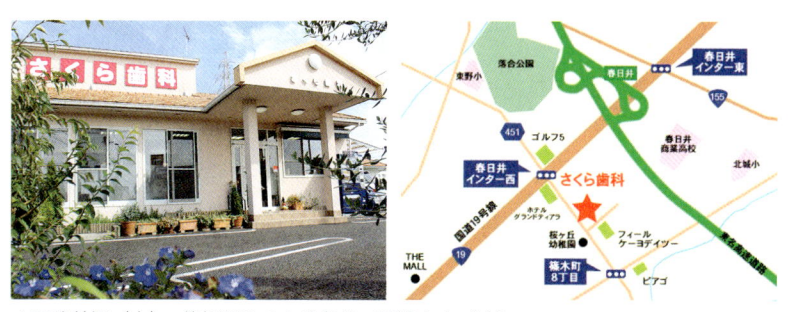

▲医院外観（左）。希望通りの立地条件で開業した（右）

最初はどの程度患者が来院するか心配だったため、バイト４人、ユニット３台で開業。しかし初診が月に350人集まり、その新患来院のペースが３年続いた。ユニットはすぐに１台増設。それでも足りなくなり、２

CASE05

　年目には改築して1台増設。さらに3年目には隣の敷地に医院を増築した。現在、ユニット数は11台。立地だけではなく、壁と屋根を暖色系にし、親しみやすさを感じてもらえるようにした。ホームページや看板も、工夫を凝らして地域にメッセージを届けている。

　院長のトークも親しみやすく、患者がまた来院したくなる雰囲気がある。1回目の治療が、その後100回来院してもらえるかもらえなくなるかを左右すると考え、患者がまた来たくなる話し方を心がけているのである。説明はわかりやすく、じっくり時間をかける、素人でもわかるように伝える、その人のニーズを聞き、口の中をみて悩んでいそうなことを見つけてはアドバイスする。そんなさくら歯科のリコール率は90%を超えている。

　さくら歯科は、今では月のレセプト枚数が3,000枚を超える。カルテ庫はまるで大学の図書館である。ハンドル可動式の棚が何列も並ぶ。

　さらに開業から3年後、近くの大型ショッピングモールにテナント分院「たんぽぽ歯科」を開院した。

　「ショッピングモールの入口からすぐの物件が空いたとき、間違いない物件だと思い、すぐに契約しました」

　順調に患者数を伸ばし、現在は月のレセプト枚数が1,500枚ほどになっている。

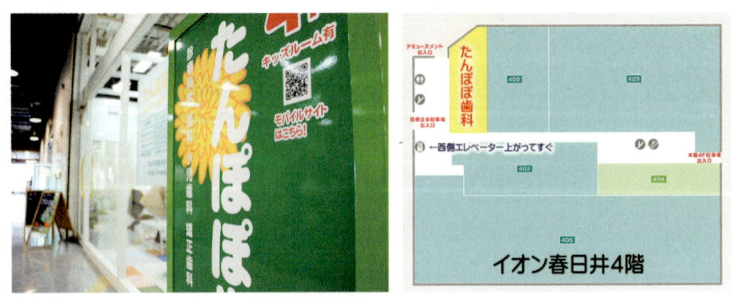

▲分院外観（左）。大型ショッピングモールの入口付近に位置する（右）

悪夢のようなディズニーランド……少しも楽しくない夢の国

　だが、すべて順調だったわけではない。さくら歯科だけでも50名ほどのスタッフを抱えているが、スタッフの入れ替わりがあまりに激しく、人間関係は決して良好とはいえなかった。その頃、勤務医もスタッフも、陰で黒瀬の悪口を言っていた。それが黒瀬の耳に入り、黒瀬もまたスタッフを信頼できなくなっていた。

　「当時は、一生懸命なめられないように、叱ったり怒鳴ったりしていました。それでスタッフは反省してくれるものと思っていたのです」

　ただしそんな現状がいいと思っていたわけではない。スタッフ全員とディズニーランドに行き、ホテル・ミラコスタに泊まったときのこと。誰もが憧れ、誰もが喜ぶイベントだと黒瀬は思っていたが、いざ行ってみると全員がばらばらに行動し、少しも一体感が生まれない。満足な集合写真もない。

　「まさに最悪。まったく楽しめませんでした」

　そのときのメンバーは、全員1年以内に退職している。

　さらに衝撃だったのは、勤務医が開業時にスタッフを引き抜いた事件である。受付、歯科衛生士、助手をそのまま4人、5人引き抜いて開業した。しかも、1年のうちに同様の事件が2回も起こった。

　「FAXが送られてきて、『明日から出勤しません』との"報告"。これはもう、大変な事件でした。勤務医とスタッフたちは、私の悪口で一致団結していたのでしょう。もしそうだとすれば、たやすく引き抜けたはずです」

　黒瀬へのバッシングだけではなく、スタッフ同士の喧嘩も絶えなかった。派閥争いのようなことが起き、立場が弱くなった派閥のスタッフが一斉に退職、などということもあった。とにかく、人間関係は最悪だった。

　院内の人間関係は悪くとも、患者は"仕組み"で集まる。だが、スタッフは次々に辞めていく。

CASE05

　「スタッフに裏切られて、孤独でした。家族も離れて行った感じがして、本当につらかった。そのとき全部自分がいけなかったのだと気がつきました」と黒瀬は言う。

　黒瀬が気づいたこととは、相手をコントロールしようとしていたこと。思い通りにコントロールするために怒りをぶつけた。威嚇した。ミラコスタも褒美で釣ろうとしたのだ。

　「全部自分がいけなかったとわかった。人を外圧でコントロールしようとしても、誰もついてこない」

　そして、黒瀬は変わった。

■ 怒らず、期待して待つ

　黒瀬は、怒るのを完全にやめた。月に10日以上遅刻するスタッフがいても怒らない。金髪にして出勤しても怒らない。髪を赤く染めて出勤しても怒らない。怒らずに、期待して待つ。ただ信じて待つ。そうすると、医院は荒れてしまうのだろうか。さくら歯科ではそうはならなかった。待てばスタッフは反省して自らよくなっていった。ときには1年も2年も待つこともある。

　「2年も待てばみんなずいぶんとよくなっていった。人間はどんどん変わる」

　黒瀬は教育を放棄したのでも、放置したのでもない。黒瀬自身の変化や、患者に対する姿が手本となり、スタッフはよりよくなっていった。

　医院の空気が違う。以前のギスギスした空気がなくなり、医院全体が、やさしく、助け合う雰囲気に変わっていった。その雰囲気は患者にも伝わったのか、患者数は右肩上がりで伸びていった。「結局、自分が悪かったんだ。相手が悪い、相手が悪いと思っていたが、悪かったのは自分だった。皆、光る長所がたくさんあった」と反省した。

それからの黒瀬は、自分のことも、医院のことも、隠さずに話すようになった。医院の財務諸表は、すべて隠さずスタッフに公開している。理解できないスタッフもいるだろうが、経営の当事者意識、自分たちの医院だという意識が生まれた。さらに黒瀬は一人ひとりのスタッフとの面談をするようになり、そこで恥ずかしい過去もすべてさらけ出すようにした。何時間でもゆっくりお互いの話をして心を通わせた。スタッフの欲求を何時間でも聞いた。幼少の貧乏話をスタッフに伝えたのは、つい最近の話である。「涙して聴いてくれるひともいたし、なんだか心が通った気がしました。恥ずかしい話はしないほうがいいと思っていましたが、さらけ出すことでスタッフとすごく仲良くなりました」
　かつてスタッフ退職が止まらなかったさくら歯科は、ここ２年は１人も退職者は出ていない。

■医療法人参方善（さんぽうよし）

　黒瀬は医療法人化の際、法人名を『参方善』とした。
　「三（参）方とは、職員、患者、医院の３つ。どんなことでも、三方にとって善いか、どれか１つに偏っていないか、それが経営判断の材料になっています」。法人名自体が、行動指針となった。

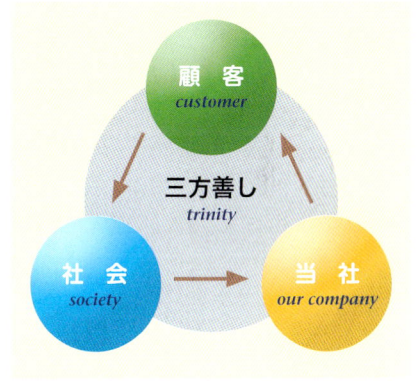

▲医療法人参方善の行動指針「三方善し」

　「これまでの医院経営は、自分のための医院経営でした。貧乏だったせいか、金のためだった部分もあります。しかし、今は違います。利益は求めますが、その利益はスタッフを幸せにするためにあるのです。今は、人と働くのが楽しい、スタッフの採用が楽しいと感じます」
　医療法人参方善は、今年３つ目の医院を開院する。現在の医院では、

CASE05

　もうキャパシティオーバーで患者を増すことができない状況で、また、遠方から来ている患者も多いので、とくに多くの患者が来ているエリアに開業する。開業の目的のひとつは、患者のため、もうひとつは、医院（医療法人）のため、もうひとつはスタッフのため、参方善である。

　「産休を取っても戻って来ることができる、有給を取ってもカバーし合える。そういう環境にするためには、一定以上の規模が必要でした。さらに、開業したい医師の教育の場にもなります。2年以上働いた医師には、自分の経験、ノウハウをすべて託したい。参方善出身者には、みんな成功して欲しい」

　今年の黒瀬の誕生日には、スタッフ全員がサプライズで祝ってくれた。そのようなことは、今まで一度もなかった。

　「すごく嬉しかった。事前に準備しているところをみつけちゃったから、泣けなかったけど（笑）。みんなでお金を出し合ってピザを買ってくれた。パン生地を食べると貧乏を思い出してしまうから、ピザは食べられないんだけね……」

　そう言いながらも、黒瀬は実に嬉しそうに笑った。

　参方善。医療法人名がそのまま行動指針として浸透している。この行

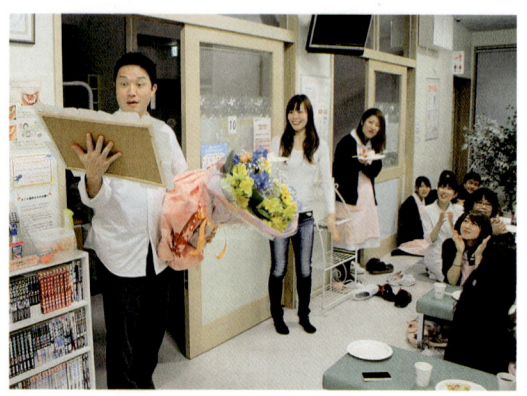

▲誕生日のサプライズ（？）パーティ

医療法人参方善さくら会
さくら歯科

動指針を忘れない限り、医療法人参方善は周囲を幸せにしながら、これからも存続していくだろう。

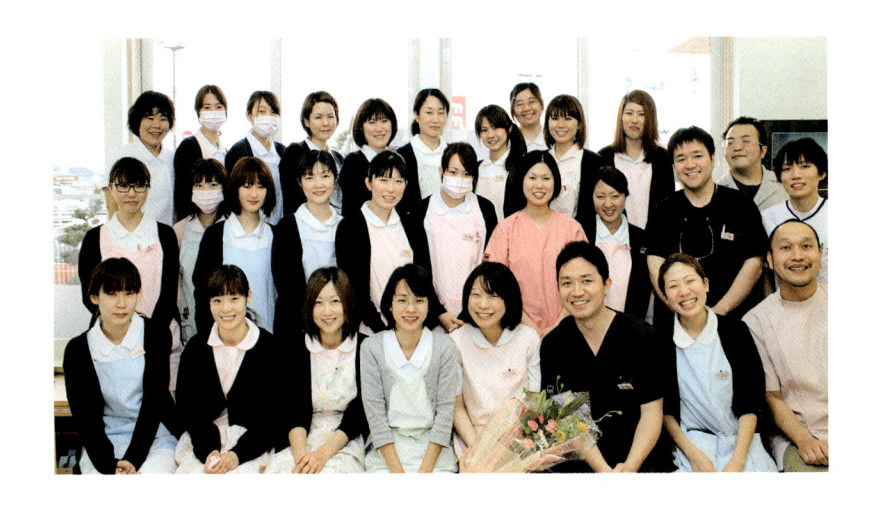

CASE05

Data Sheet

医院名：医療法人参方善さくら会 さくら歯科
所在地：愛知県春日井市
URL：http://sakurashika-g.jp/
理　念：我々参方善さくら会は、歯科治療を通じて、患者さんの人生の質の向上に貢献し、全社員の物心両面の幸福の追求と、社会の平和と繁栄に寄与する事を基本理念とする。

理事長プロフィール：1973年生まれ
　　　　　　　　　1998年　日本大学松戸歯学部卒業
　　　　　　　　　2005年　さくら歯科開業
　　　　　　　　　2007年　さくら歯科拡張
　　　　　　　　　2008年　たんぽぽ歯科開院サポート
　　　　　　　　　2013年　ありす歯科開業

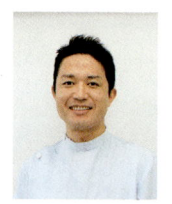

理事長　黒瀬基尋

今後の夢・目標：参方善さくら会の歯科医院の近くに住んでいる子供たちが一生、口の病気で困らないようにしっかり予防できるシステムを構築する。社員みんなが幸せな人生を送れるように、サポートする。

読者へのメッセージ：私たち歯科医師は、歯科医師同士争うのではなく、協力して社会が良くなるために、スタッフ達が幸せになるために、共によりよい世界を目指しましょう。

CASE 06

勤務医が開業したくない、絶対辞めたくない歯科医院

医療法人福和会 別府歯科医院

別府 謙次
KENJI BEPPU
（福岡県福岡市）

CASE06

「父の医院を継がなければいけないのですが、どうしても福和会を辞めたくないです！」

勤務医もスタッフも、辞めたがらない医療法人がある。福岡県内に6医院を経営する医療法人福和会である。

分院展開した歯科医院では、信頼のおける医師が開業に伴い退職してしまうことがネックとなる。だが、福和会の歯科医師は、開業の夢を追うことよりも、福和会にいること自体に幸福を感じている。スタッフも同様であり、出産で休職しても復帰して働き続けている。そんな福和会は開業して今年で18年。数々の苦難を乗り越え、試行錯誤の結果、今の福和会がある。勤務医の先生にずっと働いてほしいと思っている理事長は多いだろう。福和会の軌跡に、多くのヒントが詰まっている。

■「20歳になったら自立しなさい」厳しい両親が与えてくれた力

福和会総院長 別府謙次は、福岡県生まれ。サラリーマンの父と、珠算教室を営んでいた母に育てられた。幼いころから、水泳とそろばんが得意だった。

歯科医師を目指す転機は大学受験時に訪れた。東京理科大学の経営工学部と、九州歯科大学のまったく方向の違う2大学に合格。歯科医師になってから経営はできるが、経営を学んでから歯科医師にはなれないと、県立の九州歯科大学に進学した。別府は、生活費や学費を自分で稼いで大学時代を過ごした。決して貧しい家ではなく、県立なので学費が高いわけでもない。だが、両親の教えは、「20歳になったら、経済的にも自立しなさい」だった。大学生の別府は、学費、生活費、また水泳部の遠征費を稼ぐために、なんと学習塾を経営した。友人の力を借りて生徒を集め、2校の経営に成功した。別府の経営感覚は、このときに身についたものかもしれない。朝、水泳部の練習にでて、日中は授業、午後も練習して、夕方からは学習塾。忙しくも充実した学生時代を過ごした。

医療法人福和会
別府歯科医院

　大学6年生の頃、歯科関係の雑誌のある記事を読んだ別府は、衝撃を受けた。規模の大きな医療法人が取材されており、その理事長の言葉から、将来の歯科界における変化や時代の変化に対応できる、先見性のある人だと感じた。患者のニーズに応えるさまざまな努力、よりよい技術提供のための全従業員への教育システムの充実、歯科の啓蒙活動など、大きな魅力を感じた別府は、すぐさま京都のその医院の門を叩き、卒後九州を出て就職した。やる気に燃えていた。

　「その医院は、まるでタイガーマスクのトラの穴。猛烈な特訓を受けました。夜まで診療して、さらにそれから勉強会。夜11時帰宅は当たり前、深夜2時3時までミーティングを行うこともありました。ハードでしたが、スタッフが一丸になっていて、目標に向かって努力する日々は、非常に濃密で充実していました」

　本院にはユニットが10台以上あり、4つの分院がある。技工所やコンサルティング会社も、グループ内に併設していた。別府は本院に勤務し、理事長の考え方や経営力を学ぶことができた。

　「理事長の発想、考え方に圧倒されました。経営だけではなく、歯科の技術も凄かった。モノの考え方が、普通の人が正面からみるところを、横から、斜めから、後ろからみるような、視点の鋭さと先見性がありましたね」

　この医院での勤務経験が、後の別府のビジョンに大きな影響を与えていくことになる。

別府の先見性　開業スタートダッシュ

　福岡に帰ってきた別府は、アルバイトをしながら開業準備に入った。別府の経営戦略は、ゴールからの逆算である。

　「このころから描いていたビジョンは、複数の医師が勤務できるある程度の規模を創り上げることでした。医師一人の医院では、できないこ

CASE06

とが多い。研修を受けにいったり、なにかあったときに支え合うには、複数の医師を採用して経営するのが不可欠だと考えました」

そのためには、開業後、医師を採用できるレベルの売上を上げなければいけない。まずは、開業地探しに奮闘した。立地条件に妥協しなかったため、1年経ってもなかなか理想の立地は見つからなかった。一度勤務医として就職しようかと思った矢先、

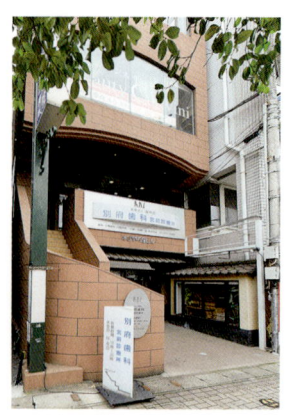

▲別府歯科宮前診療所

開発され人口が増えている宮前地区の居抜き物件を紹介された。もともと、このあたりに開業できたら……、と願っていた土地である。「絶対に成功するとわかって開業できた」と話すほど、別府が見込んだ立地。そこが最初の別府歯科医院、今の別府歯科宮前診療所である。

売却元の医師は経営に困っていたわけではなく、別の地での開業のための売却だった。売却前のその医院の患者数は、1日30人前後。別府が譲り受けてからは、売上を1年で3倍以上に伸ばした。自費率も大幅に上昇した。

「もともとあった院長室を、当時まだめずらしかった完全個室の診療室につくり変えました。一番重視したのは口コミです。医院の近くに住み、極力外に出て、地域の人と交流しました」

この頃の別府は、体力任せにとにかく突っ走った。平日来院できない人のための夜間診療や、日曜・祝日診療を行った。昼休みには訪問診療も行った。いい技工物を提供したいと思い技工所を開設した。

「訪問診療にはとくに思い入れが強かったのです。医院のスタッフがしっかり育った状態ではなく、細かい準備も整っていない時期でしたが、スタートさせました。高齢化で寝たきりのお年寄りがどんどん増えると

わかっていたので、訪問診療のニーズがあるとの考えもありましたが、寝たきりで動けないお年寄りが入れ歯を入れて食事をおいしく食べられるようになり、ものすごく感謝してくれることに大きな喜びを感じていました。入れ歯をつくるだけではなく、介護では行き届かない口腔ケアも行っていました」

地域からの信頼は日に日に増し、売上は右肩上がり。何をやってもうまくいく。思い描いた通りにいっているようだった。

▌人間の心は、計画通りにはいかない

「数字や診療技術は、ビジョンを明確にして、逆算して現実的な計画を立てて実行していけば、描いた通りに達成できました。ですが、自分が突っ走っているだけで、スタッフに思いを伝えられていませんでした。私自身、一つひとつを突き詰めるというよりは、拡大を喜んでいた感がありました。自分の中の思いだけで、勢いで行動してきましたが、周りへの相談や、同意を得ることが欠けていたのだと思います」

そして、開業から数年後のある日、正職員全スタッフから一斉に退職届を渡された。そのまま全員退職されては医院経営が成り立たない、患者にも迷惑がかかる。退職届は受理したが、交渉して、なんとか１ヵ月ずつずらして退職してもらった。「自分の中だけで思いを暖めているから、思いが人に伝わらず、スタッフはわけがわからないまま動かされていると感じていたようです。不信感や誤解を招き、結局スタッフや家族を振り回す結果となってしまいました」と当時を振り返る。

このままではいけない。自分が考える目的をスタッフに伝えなければ。自分の熱意を伝え、ついてきてほしい。別府は医院の目的、つまり経営理念を次のように掲げた。

「別府歯科に関わるすべての人に喜びと感動を」（現在は変更されている）。

理念を浸透させるために研修を行った。そのとき別府は、思いもしな

CASE06

い言葉をスタッフから言われた。

「ぜんぜん、院長が言っていることとやっていることが違うじゃないですか！」

別府は驚いた。だが、確かに思うところがあった。

「理念経営を始めたつもりだったのですが、絵に描いた餅でした。理念や想いを伝えるだけではだめなのです。自分が具体的に変わらなければいけません。そして、医院の仕組みも、具体的に変化させていかなければいけないのです」

別府はスタッフの気持ちを大切にし、話し合う機会を増やしていき、スタッフと共に組織・仕組みを創っていった。職務規定も作り直した。ここから、スタッフの離職は激減した。

開業から4年後、福岡県東部に訪問診療専門の医院開院。これからの高齢化社会には確実に訪問診療が必要になると判断しての戦略だ。5年後には、一般診療の分院開院、7年後に北九州に分院開院、8年後には東部の訪問診療医院に外来部を開院、9年後には北九州に女性向け歯科医院開院、12年後にはJR千早駅前に本院を移転し、元の本院を分院とした。合計6医院を経営する医療法人となった。それぞれ立地調査や、地域のニーズを考えての、成功間違いないと見極めての開業であり、思

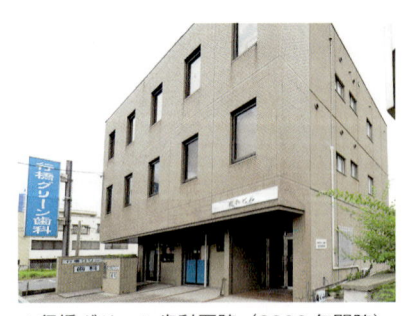

▲行橋グリーン歯科医院（2000年開院）　▲二島デンタルクリニック（2002年開院）

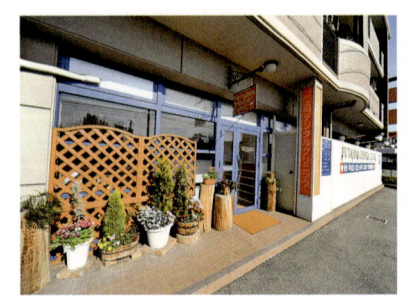

医療法人福和会
別府歯科医院

▲丸の内歯科（2003年外来部開院）　▲和泉歯科（2004年開院）

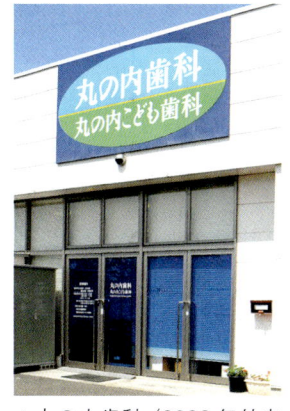

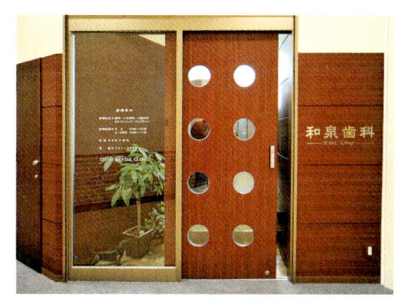

い描いていたとおりに多くの患者に貢献した。どの医院も月に500人以上が来院し、訪問診療も各医院が100〜200人を診療している。

　経営はうまくいっている。分院の売上も順調であり、歯科衛生士、助手、受付スタッフの離職は少なくどんどんスキルが上がっている。だが、組織の拡大に伴い、新たな"人"についての悩みにぶつかった。

■ 分院長が3人同時に開業　福和会最大の危機

　本院移転前、5医院を経営していた頃、3医院の分院長からほぼ同時に開業したい、退職したいとの相談があった。当然、仲間の門出はうれしい。しかし、3人同時に退職したのではとても医院経営が成り立たない。

　「医師は紹介によって、優秀な人財を集めていました。ですが、優秀だからこそ、開業に向けての意欲が強いという側面もあるのです。このときが一番の危機で、かなり苦しかったですね。医院を1医院休院しなければいけないかと覚悟しました」

　どうにか退職月を1ヵ月ずつずらしてもらい、その間にどうにかして分院長候補を探すことにした。患者のためにも、スタッフのためにも、決してその場しのぎの人材採用ではいけない。運よく見つかり、休院は避けられた。

CASE06

 「このときは本当に懲りました。開業するよりも、福和会で働き続けるほうがずっとメリットが大きい、そんな組織を創り上げたいと考えるようになりました」

■ 働きつづけたい、辞めたくない歯科医院づくり

 そこからの福和会の取り組みはすさまじい。医師もスタッフも、本当に働き続けたいと思うにはどうすればいいか。別府は考えに考え、周りの意見も取り入れてどんどん医院の組織と風土をよくしていった。
 医師やスタッフにとって、望みは何なのか。医療者としての診療技術の追求できる場所、福利厚生が整っている、出産しても働ける、雰囲気がよい……。思いつくものは全部実行した。

①診療技術向上の追求
 「歯科医師として、診療技術を追求できる環境を用意したい」
 福和会には、総勢50名もの歯科医師がいる。その歯科医師が切磋琢磨しながらも、分院の隔てなく、いつでも症例検討できる環境がある。勉強会も全医院が合同で行う。それぞれ得意分野をもった医師が、協力し合う体制ができている。「専門家の協力が得られるようになり、技術向上のための組織としてさらに加速しました。今では歯周病科やインプラント科の大学教授などが加わり、症例検討会や技術指導、手術のアシスト等で貢献しており、院内で専門員の育成ができる体制になっています。これは小さな医院では不可能なこと。組織のダイナミズムが成し得たことです」と別府は言う。
 勤務医や分院長は、「ここで働きつづけることで、夢が実現できます。経営者としてあれもこれもやりながら診療するのは、なかなか至難の業です。ここは人材が豊富で、お互いの長所を認め合い、相手の可能性を信じて、刺激し合いながら成長できる文化があります」と口をそろえる。

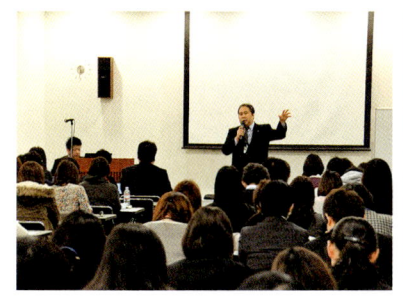

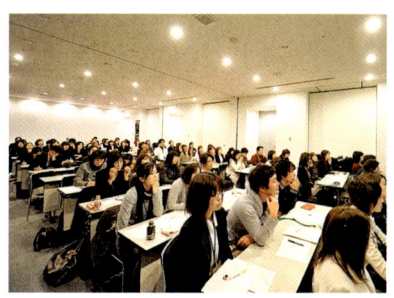

▲全体会議の様子

　歯科医師だけではなく、DH 部会、DA 部会、受付部会として、各医院のスタッフが集まり専門的な勉強会を開催している。また、2ヵ月に一度全体で症例検討会を実施している。さらには診療技術に限定せず、チームビルディングや接遇、能力開発といったように、外部講師を召集して学ぶなど、全職員で成長し続けている。

②福利厚生
　福利厚生に魅力を感じているスタッフも多い。
　「有給を使い切らなければいけない、という文化があります。有給を取得することが気まずいとか、病気になったときのためにとっておこうなどといった雰囲気はまったくないですね」
　福和会は、医師もスタッフも全員が有給を使いきることができる。公休と有給を合わせて、月に10日以上休めることになる。
　女性支援としては、産休だけでなく育児休暇制度もある。さらに仕事復帰後は、保育園の費用を半分福和会が負担している。残業は、静脈認証のタイムカードにより1分単位で管理している。
　職員の健康管理にも気を配っている。スポーツクラブと契約し、誰もがいつでも汗を流し健康維持できるよう、サポートしている。

CASE06

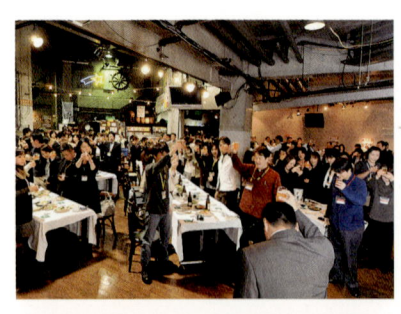

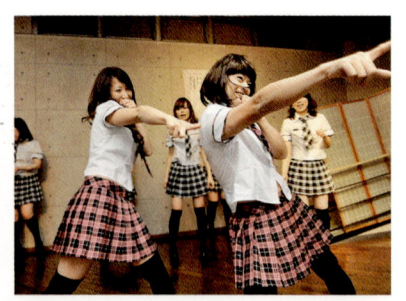

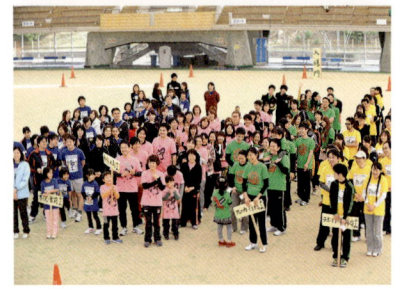

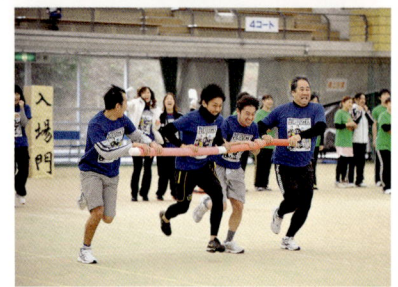

▲合同新年会（上）と、各分院対抗の運動会（下）

③組織風土

　福和会では、大規模な新年会と運動会を毎年交互に行っている。どちらも、テレビのバラエティ番組かと思うほど、本格的だ。福和会全体で職員は100人を超える。壮大なプロジェクトである。

　新年会は分院ごとに余興を行う。医師も、ベテラン歯科衛生士も、みんな仮装して劇をしたり、流行りのモノマネをしたり……。女医も本気でAKB48を踊る。何ヵ月も前から余興の準備を楽しんでいる。運動会は、各分院対抗戦。各分院がオリジナルのTシャツを作成し、何種目も競い合う。会場はトラック付の室内陸上競技場を1日貸し切り。ムカデ競走や騎馬戦等、練習を重ねて本番を迎える。どのチームも全力だ。

　福和会は、遊びも仕事も全力である。

　「スタッフも、ふと、辞めたいと思うときだってあると思いますよ。

だけど、歯科医院でこれほど福利厚生がしっかりしていて、運動会まである楽しい職場はなかなかありません。どこにも負けない風土になるように、組織を創っています」

別府が考える組織づくりとは

　このような取り組みが、職員の満足につながり、口コミで歯科医師も歯科衛生士も集まってくる。近年は、地元大学から16名もの研修医がきている。学年の4人に1人が福和会で研修を受けていることになる。研修医の多くは福和会への就職を希望するため、福和会の勤務医採用は新卒を対象としたものになっている。若い歯科医師を一から育てられる環境が整ってきた。

　別府の経営のテーマは、「組織力、プラス、個の力」である。

　「大学教授クラスの召集や各領域の専門家の協力体制、あるいは有給を取得できる環境を実現するためには、ある程度組織を大きくする必要がありました。そして、優秀な人を集めるためには、組織をよりよくしなければなりません」

　組織と人財の関係について、別府は次のようなたとえを用いている。

　「組織を水槽に例えると、優秀な魚（人財）を水槽に入れても、水（組織体制や風土）が濁っていては、魚は弱くなってしまいます。水をよくして優秀な人財が集まるようにしなければいけないのです。けれども、組織力だけでも足りない。組織の力だけで、60点から70点の域には達することは可能でしょう。しかし、そこから80点、90点の域に達するには、個人のレベルアップが必要になるのです。それができる体制にしたいと考えています」

　サッカーでいえば、たとえチーム力がアップしても、エースストライカーがいなければブラジルに勝てない。そのようなイメージだという。

CASE06

福和会の経営理念

福和会の経営理念は、現在は次のものに変わっている。

〜理念〜「統合」
　医療業界の変革が問われている今、医院という枠を越えた情報提供や啓蒙活動を通して医師・患者という分離の思考ではなく、グループの理念目的に共感していただける方々の輪を広げ、社会全体の人々との統合を目指します。

〜目的〜
「福和会に関わるすべての人々と喜び・感動を共有する。
生涯にわたり関わって頂ける、安心と信頼関係を築ける医院を目指し、最大限の能力を発揮して治療（キュア）及び予防（ケア）に取り組んでいきたい。

〜人事理念〜
理念・目的を共有
グループの理念と目的である「統合」「喜びと感動を共有する」に心から共感する人グループに関わるすべての人々と統合し信頼関係を築くことに最大の喜びを感じられる人。

情熱：自分の個性、能力を生かすことで周囲の人にプラスのモチベーションを与えることのできる人。
挑戦：新しいことに踏み出す勇気を持った人。失敗を成功への糧とし、人として成長していく過程で新たな価値を生み出す力を持った人。
謙虚：自分自身を常に振り返り、慢心することなく、自分自身

医療法人福和会
別府歯科医院

の問題を受け入れることで自己革新できる人。他人の能力レベル、個性を批判するのではなく、良い部分をのばす目で見れる人。傲慢になり、無利益な他人批判をしない人。

知恵：問題解決のプロセスをイメージでき思考力を磨き続けている人。

素直：自分の考えをゼロにして他者の意見、新しい考えを受け入れることのできる人。

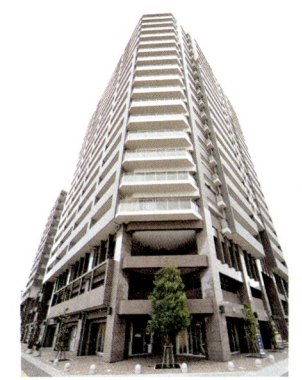

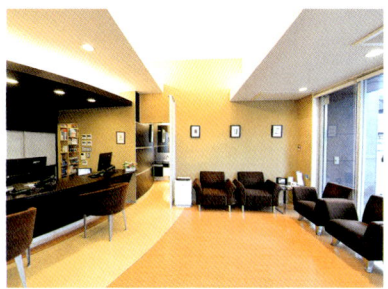

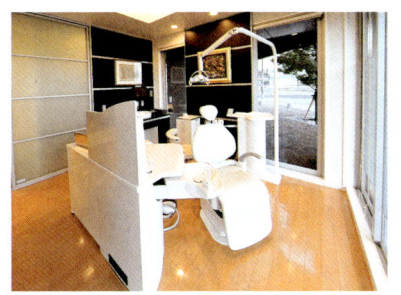

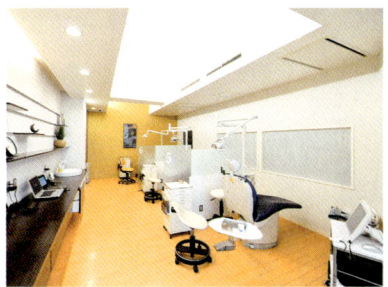

▲移転後の別府歯科医院が入居しているビル（左上）と別府歯科医院の待合室（右上）、個室ユニット（左下）、治療ユニット（右下）

CASE06

■ 挑戦はとまらない

「父の医院を継がなければいけないのですが、どうしても福和会を辞めたくないです！」

福和会の勤務医の中には、親が開業医の医師もいる。代々続く医院ならば、名前を残し医院を存続させたい。だが、本人は福和会を気に入っており、できることなら辞めたくはない。

福和会は、そのような医師が、辞めなくてもいい仕組みを創った。その医師が福和会でも働きながら、実家の医院も経営できるようにした。それは、福和会が医院経営をサポートできるシステムである。スタッフ募集を一緒に行い、代診の医師をあてて、福和会と実家の医院の両方で働けるようにした。分院ではないけれども、協力できるパートナーであり、誰もが喜ぶ仕組みだ。

「歯科医師は開業すべきだという、パラダイムをシフトさせたかった。マネジメントの苦労をしたくない、学術や診療で活躍したい医師もいる。そんな医師の願いを叶える組織が必要だった」と別府は語る。

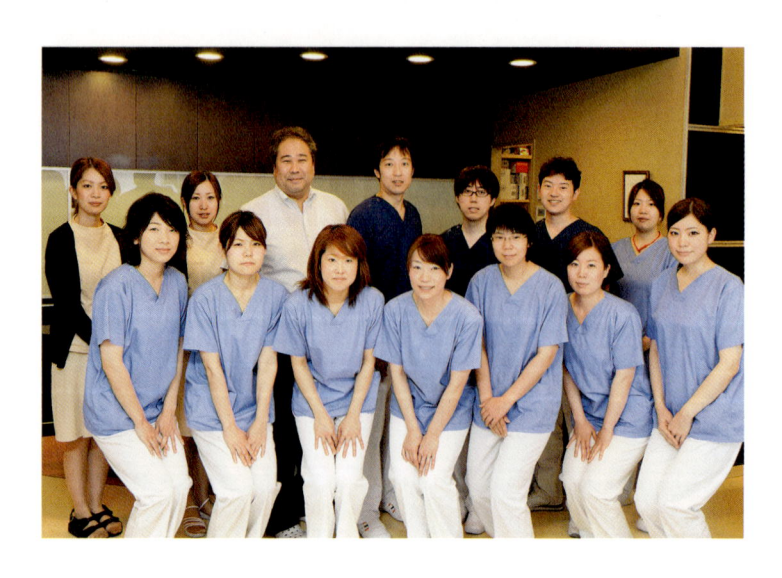

医療法人福和会
別府歯科医院

　まるで歯科医院の完成系のようにも思える福和会だが、別府の向上心はまだまだ止まらない。
　「もっと、個の力を伸ばせるようにしていきたいですね。各領域のスペシャリストが生まれるように、組織としてサポートしていきたいです」
　福和会から、誰もが知るスーパードクター、スーパースタッフが生まれる日は遠くないかもしれない。

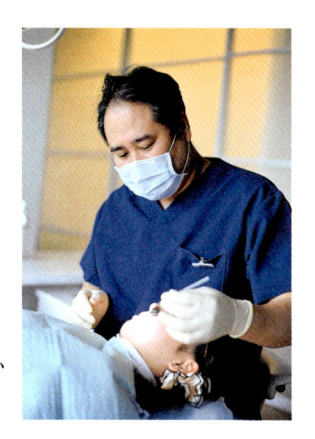

CASE06

Data Sheet

医院名：医療法人福和会 別府歯科医院
所在地：福岡県福岡市
URL：http://beppu.or.jp/beppu.html
理　念：「統合」「喜びと感動を共有する」

総院長プロフィール：1966 年生まれ
　　　　　　　　　1990 年　福岡県立九州歯科大学卒業
　　　　　　　　　1995 年　別府歯科医院開業
　　　　　　　　　1998 年　医療法人福和会設立
　　　　　　　　　1999 年　丸の内歯科医院（往診部）開院
　　　　　　　　　2000 年　行橋グリーン歯科医院開院
　　　　　　　　　2002 年　二島デンタルクリニック開院
　　　　　　　　　2003 年　丸の内歯科医院（外来部）開院
　　　　　　　　　2004 年　和泉歯科開院
　　　　　　　　　2007 年　別府歯科宮前診療所開院

総院長　別府謙次

今後の夢・目標：スタッフ一人ひとりが笑顔で働き続けられる様な職場作りをしていきたい。離職率 0% を目指して。

読者へのメッセージ：スタッフが夢を持てる職場作り！　安心して働き続けられる職場作り！　自己成長できる職場作り！　健康管理できる職場作り！　患者利益を優先できる職場作り！　福和会は目指していきたいと思っています。

引き寄せの素④
真似ることは学ぶこと

　前にあげた３つの医院は、いずれも開業当初から患者数が多く、分院展開しており、かなりのスピードで成長しています。

　３名の医師は、開業前の勤務医時代に特徴があります。黒瀬先生、別府先生は、厳しく、患者数が多く、有名な医院で経験を積みました。中村先生は、分院長を任され、試行錯誤を重ねました。その中で、どんな医院にすれば勤務医時代の職場と同じようにうまくいくだろうという目処をつけたうえで開業しています。"学ぶ"という言葉は、"真似"から派生し、まねぶ→学ぶ、となったという説もあります。よき師を選び、経験を積むことで、強い成功イメージを持って開業している点が共通しています。開業前の先生で、具体的な成功イメージを持っている方は、イメージ通り、もしくは、それを超える医院で経験を積んでください。もう開業している方は、目標とする医院を見学し、あらゆることを教えてもらうこと。オリジナルの開業よりも、「真似ぶ」ほうが近道です。

引き寄せの素⑤
成功からの逆算

　具体的な成功のイメージを持っていた３名の医師は、成功イメージからの逆算で計画を立てることができました。成功イメージを具現化するためには、どのような立地で開業すればいいか、どのタイミングで分院展開すればよいか、採用のタイミング、医師の教育プログラム、すべてを逆算によって計画することが大切です。強く具体的な成功イメージは、行動の具体性を生みます。具体的なイメージと逆算による計画性。成長する組織を率いるリーダーには不可欠な要素です。

引き寄せの素⑥
ベクトルをそろえる

　この３つの医院のスタッフ数は非常に多く、もはや、"あうん"の呼吸などというのは不可能です。「言わなくてもわかるでしょ」などという考えは絶対に通用しません。法人全体のベクトルをそろえ、同じ方向に向かって進んでいくためには、理念あるいは行動指針の浸透が欠かせません。定期的な全体会議やイベントの開催を繰り返すことにより、なんのために医院は存在しているのか、なんのために成長しつづけなければいけないのかを浸透させる必要があります。それぞれ、スタッフや分院長の心が離れていった痛い経験をしています。だからこそ、考えを想いを伝え続ける重要性を知っているのです。さくら歯科の浸透の仕方は強烈ですね、そのまま医療法人名が「参方善（さんぽうよし）」ですから。

ニューヨーク帰りの風雲児がぶつかった
大きな壁と、登ったその先に見た景色

医療法人悠生会 筒井歯科

筒井 隆史

TAKASHI TSUTSUI

（大阪市中央区）

CASE 07

CASE07

　国際化。アメリカの高度医療。現代は、国境がどんどんなくなっていると誰もが感じていることだろう。だが、本当にすべてを投げ出し、アメリカに渡った人間はどれほどいるだろうか。

　筒井隆史は大学卒業の2年後、英語もまだろくに話せない状態で渡米。その後ニューヨーク大学にて歯科医療を学んだ。帰国後、大阪市内で開業。すべてが順調に行くと思われたが、数ヵ月は患者0人の日もあるほどの状況で、まさに"閑古鳥"の声が聞こえていた。最高の技術を追い求めても、すべてが上手くはいかない。当然経営だけ追い求めては、患者が犠牲になる。そんな危機的状況を乗り越え、今では、大阪のランドマークタワーであるフェスティバルタワーにも分院を開院し、5医院を経営している。筒井がぶつかった壁、そして壁を登った先の景色は、多くの歯科医師が憧れるものであろう。

■ 歯科医師になるのが「なんとなく不安」

　筒井は大阪府堺市育ち。両親は歯科医師で、それぞれが開業医だった。さらに祖父も、叔父も、叔母も歯科医師だった。筒井は幼少のころから歯科医師になりたいとはっきり決めていたわけではなかった。しかし、「お前は手先が器用だから、歯科医師に向いている！」「人の役に立って感謝してもらえる、こんないい仕事はないよ！」と、幾度となく両親から歯科大進学を勧められるうち、次第に歯科医師を目指すようになっていった。何校か受験して、縁があったのは北海道医療大学。大阪から遠く離れた北海道。入学式の日はまだ雪が積もっていて、筒井にとってまるで別世界だった。

　このころ筒井は、「なんとなく不安」な思いを抱いていた。このまま歯科医師になっていいのだろうか。なんとなく、今の歯科業界が不安。なんとなく、グローバル社会が怖い。誰もが薄々感じている不安に対して非常に敏感になっていた。ここからは筒井の勘のようなものだったが、

「アメリカにいかなければいけない！」という強い気持ちが生まれた。

筒井は、決してアメリカンドリームを夢見るような活発なタイプではない。どちらかというと、日本人らしい引っ込み思案である。だが、アメリカで歯科医療を、"学ばなければいけない"という確信があり、学生時代からアメリカ留学を決意していた。学生時代には、アメリカから帰国した歯科医師に会いに行ったり、一緒にアメリカの学会についていったり、短期語学留学に行ったりと、すべてアメリカを意識して行動していた。

■ インプラント治療を学びたい

筒井は、これも勘といえるかもしれないが、これからはインプラントが歯科業界で重要になると感じていた。そこで、留学先ではインプラントについて学ぼうと決めた。何かにつけて、筒井は決めると行動が早い。留学のために、就職先は関西でインプラントでは有名な医院に決めた。その医院は年間500本ものインプラント治療の実績があった。

「本当に朝から晩までよく働いていました。ユニット4台の医院でしたが、患者は1日に80人も90人も来院するのです。昼休みをとる時間もあまりなく、食べたらすぐに院長のインプラント手術のアシストをするような状態でした」

短い期間ではあったが、1年弱その医院で勤務した後、1年間を留学準備に充てた。恩師から「どうせいくなら東海岸、それもニューヨークだ！」と勧められ、ほかの地への留学準備をしていたにもかかわらず変更した。ニューヨーク大学を目指すという強い目的があったものの、知人もいない、土地柄もよくわからないニューヨークへの旅。そのとき筒井は28歳。希望に燃えていた、というのとはちょっと違った、なんとかしなければいけないという危機感のようなものに駆られての、必死の渡米だった。

CASE07

■ ニューヨーク大学へ

　勧められてきたニューヨーク。まずはニューヨーク大学進学を目指して、語学の勉強から始めた。その間、ニューヨークに来ている多くの日本人と出会った。ヘアメイクアーティスト、芸術家、歌手、ビジネスマンなど、多くの業界のトップを目指す日本人がニューヨークにはいた。

　「日本人の集まりにはよく参加しました。貪欲にトップを目指そうとする人たちの中で、本当に多くの刺激を受けましたね。歯科医師も、ニューヨークには有名な方がたびたび来ていて、歯科医院の見学だけじゃなく、美術館や食事会など、たくさんついて回って、多くを学ぶことができました」

　このように、筒井は20代の頃から日本で有名な歯科医師から直接指導を受ける機会を得ていたのである。

　1年と少し、ニューヨークでの準備期間を経て、見事ニューヨーク大学歯学部留学インプラント科に入学。ここからは、臨床を学び続ける毎日だった。朝7時から10時までは、毎朝ケースプレゼンテーション。10時から17時までは、インプラント関係のみの臨床。終わってから夜9時ごろまで技工、土日は論文を読む。ニューヨーク大学は歯科大学としては世界最大規模で、ユニットが200台ほど、インプラント科だけでも20〜30台あった。インプラント科の医局員だけでも、百数十名いた。

　「世界中から留学生が来ていて、彼らから多くの価値観を学びました。異文化について、めずらしいとか風変わりだといった言い方をするのを聞くことがありますが、日本の社会も外国人からすれば独特だと思い知りましたね。とくに、意見を主張するべき場面では苦しみました。日本人は議論慣れしていません。言い返したくても言い返せなかったり、英語力に自信がないために怖気づいたこともありました。成果を横取りされるような目にあって、悔しくて悔しくて泣いた日もあります」

必死に必死に食らいついた日々は、大学2年間とアシスタントフェローとしての1年、入学前の期間を合わせると4年半のニューヨーク生活となった。
　「最も達成感を覚えたのは、ノースイースタン・インプラント・シンポジウムの学会でした。当時ホットなトピックの発表で、20分くらいの発表と10分くらいの質疑応答の時間をやりきりました。終わった後、主任教授と目が合うと、親指立てて Good！ のポーズでほほ笑んでくれて。本当にたまらなくうれしい気持ちになったものです」
　その後、ハーバード大学、ペンシルベニア大学の短期コースを経て帰国した。「何を一番学んだかと考えると、猛然と必死にやった、やり切れた、という達成感だと思います」と筒井は振り返る。
　技術と自信を得ることができた。筒井は32歳になっていた。

開業は最高の環境で

　帰国前から開業準備をしていた筒井は、帰国直後に大阪の中心街のテナントビル3、4階に医院をオープンした。物件探しの時間がとれなかったため、業者に紹介してもらった物件だった。
　「アメリカの医療現場をみて、医療は高額な設備投資が必要となるもので、患者さんを最高の空間で迎え入れるべきものだと知りました。自費の歯科診療費は高額ですから、治療費に見合うような最高の空間で最高の医療機器を使った診療をしたかったのです」
　そこで筒井は、設計士も施工会社も超一流の会社に依頼し、全ユニット個室の、高級ヘアサロンのような美しい医院に仕上げた。CTやマイクロスコープも導入し、最高の空間を作り上げた。かなりの金額がかかったが、全額を銀行借入でまかなった。3人の正職員を採用し、いざ開業というところまで漕ぎ着けた。
　このとき、開業後にまさかの事態になるとは夢にも思っていなかった。

CASE07

■ 閑古鳥の声を聞いた

　開業翌月の新患数は、なんと、9人。当然、その日の予約がない日が何日もあった。原因の1つに、まず立地があった。テナントビルの3、4階。医院の前を通行しても、まず歯科医院の存在に気がつかない。「困って焦っても、どうしたらいいのか全然わかりませんでした」と筒井は振り返る。紹介を頼むにも、北海道の大学を出ている筒井にはそれほど知人は多くない。

　「どうしていいかわからず、自分で、高級住宅街の一軒一軒にポスティングして回りました。しかし、ポスティングによる効果はほとんど感じられませんでした……」

　夜も寝られない。お金もない。食事はスーパーが閉まる前の半額になっている惣菜を食べて過ごした。

　「そのころの私は、経営について何もわかっていなかったわけです。それなのに、自分はアメリカ帰りなんだぞ、などと天狗になっていたのだと思います」

　それまで経営の勉強はしていなかった。臨床に自信があった筒井は、腕さえよければ患者はくるものだと思い込んでいたのである。

　そんな閑古鳥が鳴く日々が、半年続いた。

　「スタッフと、どうしたらいいんだろう、どうしたらいいんだろうと話していました。決して優れたリーダーではなかったのですが、そんな私のことがかわいそうに映ったらしく、みんな医院を見捨てることはせず、辞めずに一緒に考えてくれました」

　次第に口コミとホームページで集患できるようになり、3年くらいして安定してきた。

　「患者さんが1人来てくれるだけでみんな心からうれしくて。今でも心からのおもてなしをしていますが、本当に患者さんがきてくれてうれしい気持ちになれるのは、この時代があったからです」と筒井は語る。

医療法人悠生会
筒井歯科

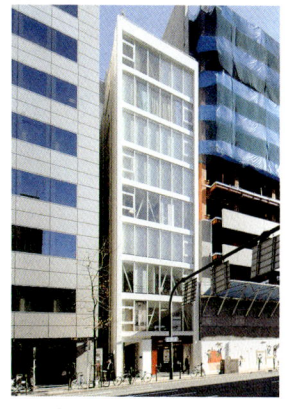

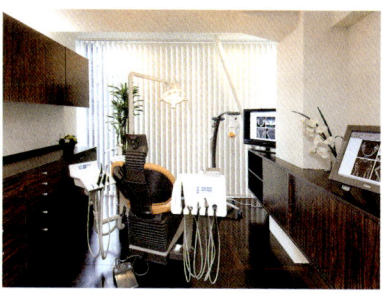

▲開業時から続く3、4階のフロア。設備、内装ともにこだわり抜いたが、3、4階部分のため、通りから認知されにくい点が当初はネックだった

　このときの危機を乗り切ったスタッフは、経営に当事者意識をもち、一体感をもって医院の成長に貢献した。
　「本当に自分は運がいいと思います。すばらしいスタッフに恵まれたのですから」と筒井は感謝の気持ちに溢れている。

　3、4年ほど経ち、スタッフとともに経営セミナーに参加するようになった。目から鱗のような学びが山ほどあった。アメリカの最先端の医療事情について筒井の話を日頃から聞いていたスタッフはここぞとばかりに知識を吸収し、メキメキと力をつけていった。診療技術だけではなく、コミュニケーション能力やマネジメント能力も自ら高いレベルを望むようになり、急激にスキルアップしていった。最高の治療空間が口コミで評判になり患者数も増え、フロアを1つ増やしユニットを増設した。現在は2階から4階までが階段で繋がった医院になっている。

■ 心から最高の治療をしたい　自費率70％以上

　筒井歯科は、インプラントだけ提供しているわけではない。一般診療、審美、矯正、予防、口臭治療、顎関節症、口腔心身症まで、多岐にわたる診療を行っている。決して患者を選んだり、自費診療を強く勧めるわ

CASE07

けではないのだが、自費率は70%を超えている。筒井はスタッフのおかげで実現できていると話す。

「スタッフが本当に勉強熱心で、仕事に対して強いこだわりをもっているのです。たとえば、メタルを提供したくない、自分だったら絶対セラミックスがいい、といった思いを強くもっています。患者さんに対してニーズを喚起するようなトークを意図的にしているわけではないのですが、絶対の自信、強いこだわりに基づいた説明を聞いて、納得してくれているのでしょう」

筒井が歯科衛生士に求めるレベルは高い。勉強会は医師と一緒に行い、その中で歯科衛生士が発表する機会もある。治療計画の中で、どのようなトリートメントオプションがいつ必要かというところまで、考える力が求められている。これは若手の医師でも難しいレベルだ。筒井歯科には、現在、ユニット5台に、医師が4人、歯科衛生士が7人、受付が2

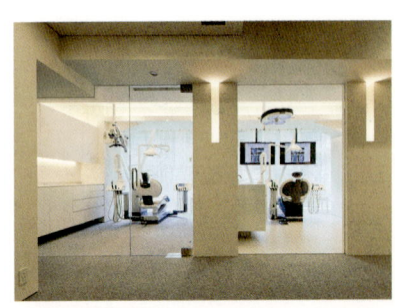

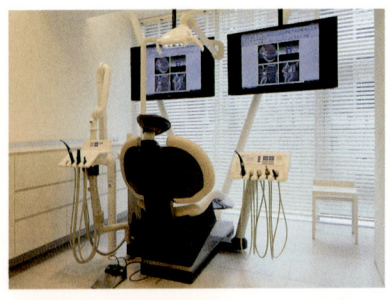

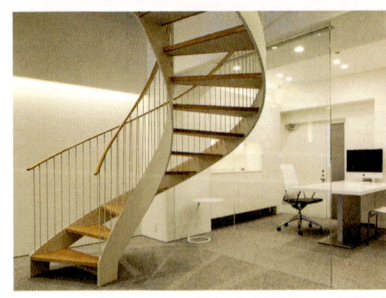

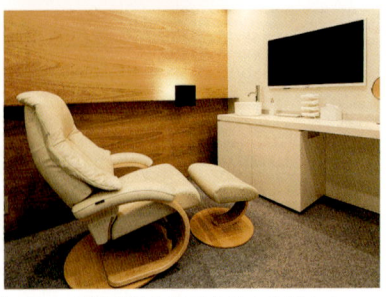

▲フロアをビルの2階にも拡張し、螺旋階段で2〜4階を行き来できるようにした

人、技工士が1人勤務している（歯科助手はいない）。「それぞれがスーパースターになっているのです。みんながみんな、レベルが高い」と筒井は表現する。このモチベーションの高さこそが、筒井歯科医院の原動力なのかもしれない。

本院の筒井歯科が落ち着いてから、両親の2医院と、親戚の1医院の経営も任された。とはいえ、どの医院も自費治療が中心というわけではなく、それぞれの地域に合った診療を行っている。最高を求める人には最高レベルの自費治療を、保険を希望する人には保険治療を、在宅を求める人には在宅診療を全力で提供している。

最高を求めるあまり……

最高を求める筒井は、スタッフにもハイレベルを強要していたところがあった。信頼しているはずのスタッフに対して自分の考えを押し付け、コントロールしようとしているのではないか。それを感じたのは、能力開発セミナーに参加した日だった。

「このとき、セミナーを聞いて猛省しました。それまでのスタッフとの関わり方が間違っていたことを思い知りました」と筒井は言う。筒井はスタッフを怒鳴りつけたり、自分だけが一方的に話し続けるようなタイプではない。それでも、気づかないうちにスタッフを抑えつけてたのではないかと反省していた。

これを機に、筒井はスタッフにこれまでの関わり方を頭を下げて謝罪し、とくに昇給タイミングでもないのにベースアップを行った。それからというもの、筒井自身の変化を上回るようにスタッフがみるみる主体的になっていった。

朝、有志で読書会が開催された。青木仁志著の「目標達成の技術」を読み合わせ、個人スキルを、組織目標を達成するにはどうすればよいか、

ディスカッションが始まった。週に一度、1時間早く出勤し、数名が楽しそうに学んでいる。楽しそうな雰囲気にひかれ、参加者は徐々に増えていった。学びは行動に変わり、スタッフが主体的に医院をよりよくしていった。

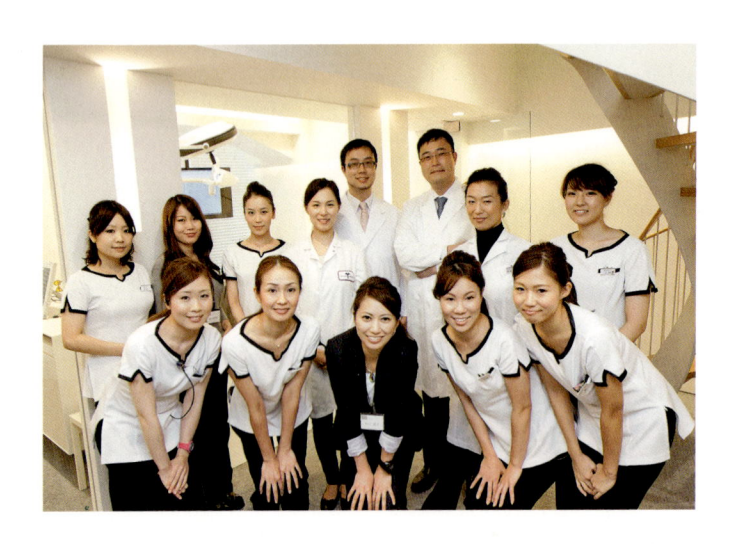

■ 歯科医療業界を変えていくために

　筒井歯科のスタッフは優秀に育っている。だが、筒井はそのスタッフを独占し続けようとは思っていない。今度は優秀なスタッフたちが講師となり、他の医院のスタッフ教育できる仕組みを構築しつつある。

　「私は歯科業界そのものを変えたいと思っています。アメリカの歯科界は、たとえば歯科衛生士の年収1つとっても日本と比べてはるかに高いのです。歯科の地位はもっと高いはずです。歯科の地位向上を実現するための取り組みの1つとして、教育にチャレンジしています」

　さらに筒井は、世界最大のスタディグループ、シアトル・スタディ・クラブの日本支部の立ち上げを任された。技術も人材教育も、最高のものを仲間と共につくり上げていくことを目指して。

医療法人悠生会
筒井歯科

最高傑作の医院

　中之島フェスティバルタワー。39階建、文化施設（フェスティバルホール）を備えた超高層ランドマークタワーである。筒井歯科は、そのメディカルフロア（15階）に新しい分院を開院した。

　院長は弟の純也に託した。この医院は筒井兄弟が理想とする医院を具現化した、いわば最高傑作である。最高レベルの医療にふさわしく、VIP診療室があり、専用カウンセリングルーム付きである。

　まさにアメリカの病院のように、最高の医療を最高の空間で提供できる医院ができあがった。どの診察室も目の前には高層階から眺める大阪の絶景が広がっている。これは、筒井がこれまでぶつかり、登ってきた壁の先に広がっている景色だ。どんな困難な壁にも挑み続ければ、きっと筒井のように理想の景色を手に入れることができるのだろう。

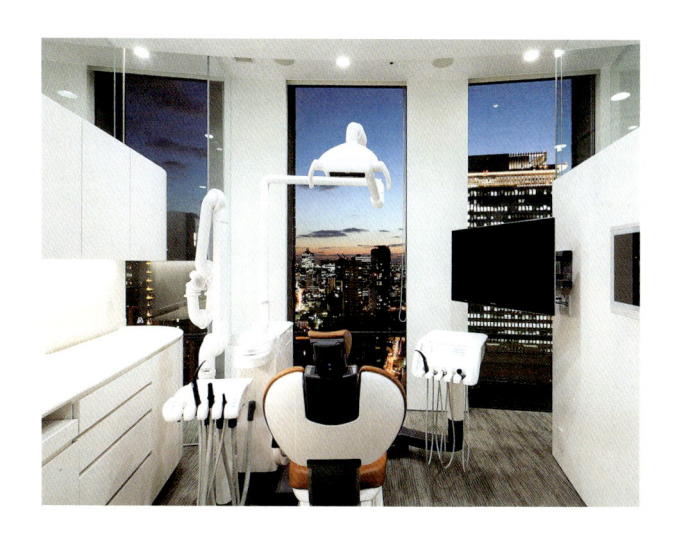

CASE07

Data Sheet

医院名：医療法人悠生会 筒井歯科医院
所在地：大阪市中央区
URL：http://www.tsutsui-group.jp
理　念：怖くない医療の実現と、上質な医療の追求。
　　　　全従業員の物心両面の幸福の追求を通じて、広く社会、業界に貢献する。

理事長プロフィール：2000年　北海道医療大学卒業
　　　　　　　　　2000～2002年　筒井歯科医院・森本歯科医院勤務
　　　　　　　　　2002～2006年　ニューヨーク在住
　　　　　　　　　2005年　ニューヨーク大学歯学部インプラント科卒業
　　　　　　　　　2005～2006年　ニューヨーク大学歯学部
　　　　　　　　　　　　　　　　インプラント科アシスタントフェロー
　　　　　　　　　2006年　TSUTSUI Dental Office
　　　　　　　　　　　　　大阪北浜インプラントセンター開設
　　　　　　　　　2012年　医療法人悠生会　理事長就任
　　　　　　　　　2014年　Seattle Study Club of Japan 設立
　　　　　　　　　　　　　　　　　　　　　ディレクターに就任
　　　　　　　　　　　　　医療法人悠生会 フェスティバルタワー筒井歯科　開設

理事長　筒井隆史

今後の夢・目標：患者さんも歯科衛生士も歯科医師も集まる医院作り 女性のライフデザインに合った医院作り。

読者へのメッセージ：どんなによい思いをもっていても、従業員の願望に院長が入っていなければ 誰もついてきてくれません。院長の器以上に従業員が成長する事もないと思います。院長の成長＝従業員の成長＝組織の成長＝患者さんへの貢献、共に学び、業界をよくしていきましょう！

坂本 渉

ロマリンダ大学

SHO SAKAMOTO

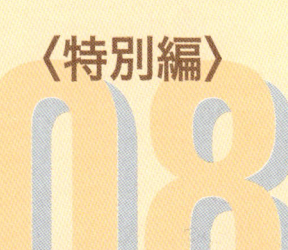

〈特別編〉 CASE 08

弟の夢を乗せて——
小さな奇跡は続いていく

CASE08 〈特別編〉

　筆者と坂本 理(おさむ)は、札幌の中高一貫校で6年間同じクラス、同じサッカー部で過ごした。共にサッカーと地元サッカークラブ、コンサドーレ札幌を愛した。男子校生活で熱い熱い青春時代を過ごし、休み時間にはサッカーの話ばかりしていた。
　ともに医学の道を目指し、理は夢を実現し医学部に進学、私は医療経営の道に進んだ。
「いつか、事務長として雇ってくれよ！」
　冗談で、私は彼にそんなことを言ったこともある。
　2008年3月、25歳。理は札幌で研修医1年目。研修終了後はアメリカ・ハーバード大学への留学を目指していた。私はMBA1年生だった。その年の冬、理が倒れたと同級生から突然電話が入った。脳内出血。意識はなかった。名古屋に住んでいた私はすぐに駆けつけられなかったが、高校の同級生や学年の先生たちは、連日病室に集まり、まるで同窓会のような日々が数日続いた。意識が回復するのを待ち望んで。
「俺もすぐ札幌行くから！」と、私が名古屋から同級生に伝えた日、理は永眠した。千歳空港に降り立つと、まだ雪が残っていた。通夜、葬儀には、110人の中高の同級生の約半数が集まった。高校を卒業してか

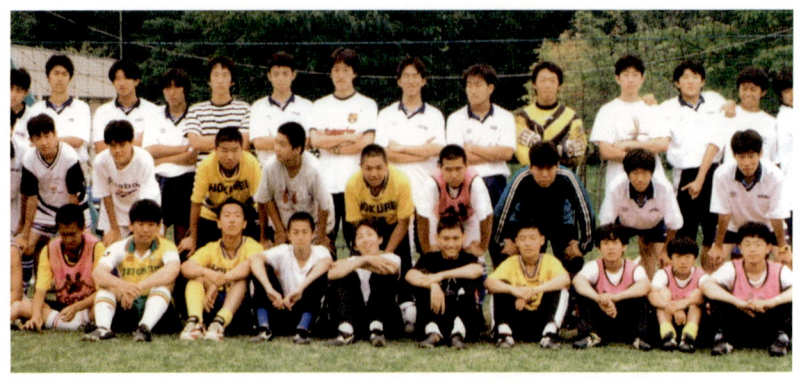

▲サッカー部にて。中段左端が理、中段右端が渉、中段右から三番目が筆者

ロマリンダ大学
坂本 渉

ら7年経ち、多くは全国各地に就職していたにもかかわらず。20名ほどがそのまま泊まり、夜通し線香を上げ続けた。これほど人望ある男が他にいるだろうか。生きていれば、どれほど仲間に、家族に、そして医療に、貢献していたことだろう——。

それから5年。理ととくに仲のよかった同級生は、工学部の大学院に進学したにもかかわらず、理の遺志を継ぎ医学部に入り直した。
　理の2人兄弟の1歳上の兄の渉（しょう）は、理の留学の夢を引き継ぎ、歯科医師としてアメリカに留学している。坂本家は、両親共に歯科の開業医であり、兄の渉も歯科医師である。
　理の兄であり、筆者の中高のサッカー部の先輩でもある坂本 渉の協力を得て、理が生きた記録として、また理の夢の続きが歯科医療に貢献していくさまを記しておきたい。

中学高校一貫　熱い男子校生活

　坂本 渉と理は、歯科医師の両親のもとに生まれた。1歳ちがいの2人兄弟。活動的な兄と、小柄童顔で（後に急激に身長が伸びるのだが）、誰にでもかわいがられる弟。2人きりの男兄弟はいつも仲がよかった。
　2人は中学から、私立の北嶺中学・高等学校に進学した。札幌の郊外……というより、ほとんど山の中にあるといってもいいほどだが、毎年何名も東大や医学部に進学する有名な進学校として知られている。当時も進学校ではあったが、今と比べると少しやんちゃな学生が多かった。1学年3クラスで最大120人。中高6学年が同じ校舎ですごし、同学年は6年間ほとんど同じ仲間とともにした。北嶺生は、男子校であったためか、人目など気にせず、6年間全力で楽しんだ。深雪の日に学生寮の5階から段ボールに入って飛び降りたり（通称フリーフォール）、女子校と合コンをしたり、勉強合宿（進学校らしい面もあった）で夜中窓

CASE08 〈特別編〉

から抜け出して吉野家に牛丼を食べにいったり、サンフランシスコの修学旅行でベランダ越しに隣の部屋に入ろうとして警察に注意を受けたり、声変わりしてなかった頃に女声のまねをして、テレクラで男性を呼び出したり……。挙げればきりがない。とにかく、全力で楽しんでいた。

　北嶺生は、学年を○年生ではなく、○期生と呼ぶ。1つ差の学年とは5年間も一緒に過ごすので、いちいち学年で呼んでなどいられない。兄の渉は9期生、弟の理は10期生だ。渉も理も、同じサッカー部で青春をすごした。サッカー部で1つ違いの学年は仲がよく、9期生は10期生の理をかわいがり、10期生は9期生の渉を慕っていた。思い出は最後の引退試合。渉も理も筆者もBチーム（2軍）だったため、引退は練習試合だった。渉はMF、理はFW、筆者はGKで出場。理がドリブル突破を反則で止められフリーキックを獲得。「弟の仇をとらせてくれ！」と渉はキッカーを志願し、見事ゴールゲット！　2人はこの思い出を、その後もくり返し語り合った。

　10期生の理は、1つのことに長くのめり込む。競技：サッカー、チーム：コンサドーレ札幌、人物：三浦和良・中田英寿・加藤あい、マンガ：ドラゴンボール・ワンピース。この7つが何年も何年も大好きだった。そして、目標も幼い頃から一貫していた。医師になる。幼い頃体が弱く病院通いが多かった理は、いつも助けてくれたような医師になると決めていた。スポーツも勉強も、最初から目立つ方ではなかったが、負けず嫌いの性格で必死に努力を続け、6年目（高校3年）に急成長し、現役で公立の医学部に合格した。

　一方9期生の渉は、受験間際までモラトリアムに入っていた。両親が歯科医師であるため、歯学部に進んでほしいと思っていることはわかっていたが、反抗期だったためか、なんとなく気が進まなかった。高校から私立医学部の推薦を提案されたが、家族会議の結果、辞退。公認会計士になろうか、おぼろげながらそのような考えがあり、公認会計士の合

ロマリンダ大学
坂本 渉

格率の高かった慶應義塾大学の商学部や上智大学の経済学部に出願した。強く明確な夢があったわけではないが、医師免許や歯科医師免許と同じように、資格の重要性を当時強く感じていた。

そんな高校3年のある早朝、渉は父に突然起こされた。

「地元の歯学部に出願しておいた！ 今日が受験日だ、行くぞ！」

渉は驚いたが、「受かったら俺の時計をやる！」と見せられた父の高級時計をみて、準備もしていない大学入学試験に集中した。机の上に高級時計をおいて気合いを入れた。試験には面接があったが、面接官から、「慶應と上智とこの大学、全部受かったらどこに行く？」と聞かれ、「慶應です！」と渉は即答した（後にその面接官はなんと当時の学部長だったと知った）。試験を終え、本命の慶應義塾大学受験のために東京へ。「『合否が届いても、絶対電話しないでほしい』と父に伝えていました。受験のやる気がなくなっちゃうから。それなのに、合格を知らせる電話がかかってきて。結局、嬉しくて嬉しくて、受験前日なのに大盛り上がりして。でもその瞬間に歯科医師になる覚悟が決まりましたね。本能的にというか、歯科医師が自分の道だと思ったんです」

こうして、渉は地元北海道の歯学部への進学を決意した。

プロスキーヤー・井山敬介との出会い

いざ、大学歯学部に入学したが、もともと歯科医師を目指していたわけではなく、歯科の講義にまったく興味がわかなかった。そこで部活動に明け暮れた。夏はラグビー部、冬は基礎スキー部。

「スキーは北海道出身だし、小さい頃から親しみがありました。北海道外から来る学生にモテたいと思って始めたけど（笑）、スキーの魅力にどんどんはまっていきました」

だが、渉は1年生の大会で悔しい結果を残した。また、大学2年のときに出会って交際した晴香（現在の妻）は、中学・高校のチャンピオン

CASE08 〈特別編〉

で非常に有名だった。周囲のスキーヤーから"晴香の彼氏"と呼ばれたことが悔しかった。渉は猛練習してスキーを上達させようと決意した。

2年生からはラグビー部を辞めスキーに専念。スキーには、スピード重視の"アルペンスキー"と技術重視の"基礎スキー"の大きく分けて2種類あり、大学にはそれぞれの部活がある。同じ大学でのスキー部の掛け持ちは禁止されていたので、所属大学のスキー部と、道内の別大学の基礎スキー部を掛け持ちし、とにかくスキーに打ち込んだ。

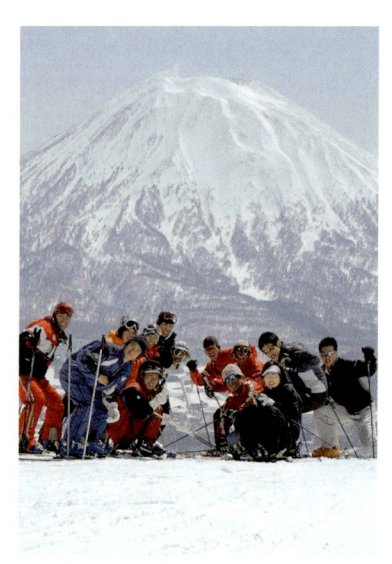

▲大学のスキー部にて

その頃、ターニングポイントとなる出会いがあった。チームにコーチをつけようという話になり、そのコーチが井山敬介氏である。井山氏の指導のもと、渉は懸命に練習した。その結果、大学4年のときに北海道ミズノスキーチームに所属することになった。いわばプロチームである。スポーツ界のプロは非常に厳しい世界だ。

「プロ意識というものを痛感しました。その経験は、今の歯科医業のプロでならなければとの意識につながっています」

大学5年。ある日、ミズノのコーチから声がかかった。「渉、スキーを本気で続けたら全日本クラスの選手になれるくらいの力がお前にはある。だが、学校も忙しくなるだろう。どうしたい？」というのである。そこで、渉は井山氏に相談した。すると、「俺はスキーで日本一になるから、お前は歯医者で日本一になれ！」とアドバイスされ、渉は感銘を受けた。この瞬間、渉に本気で歯科医療に賭ける決意が生まれた。

ロマリンダ大学
坂本 渉

　渉は2006年に国家試験に合格し、歯科医師になった。その約1年後、井山敬介氏は約束を果たし、スキー技術選手権大会の全日本チャンピオンになった。
「そのときの衝撃は、今でも鮮明に覚えている。忘れられない出来事だった」

最高の環境での研修　そして26歳で開業

　2006年。卒後研修義務化の1年目である。渉が望んだ研修場所は、鶴見大学で、倍率は約20倍だった。歯科医療に賭ける決意が生まれていた渉は倍率など気にせず志願し、合格した。
「鶴見大学での1年間は衝撃だった。見学しかできない研修先が多いなか、鶴見大学ではどんどん患者を担当させてもらえて、技術を磨くことができた。高レベルの技術を学び、実践できる環境だった」
　1年間の研修を終え、札幌に戻った渉は、勤務医として診療技術の向上をめざした。その頃、理も研修医だった。同じアパートに隣同士で暮らした。お互いの部屋を行き来し、お互い仕事で辛いことがあったときなどは相談したり語り合ったりして支え合った。
　翌年に渉は北海道のせたな町に医院を開業した。せたな町は札幌から車で3時間半ほどの港町である。このとき渉はまだ26歳。確証はないが、卒後研修義務化後としてはおそらく国内初の開業だっただろう。
　居抜き物件にチェア5台でスタート。優秀なスタッフが集まり、開業翌月には患者も大勢来院し、順調なスタートだった。両親ともに開業医だったので、坂本家は渉の医院と合わせて3つの医院を経

▲せたな町の医院での診療の様子

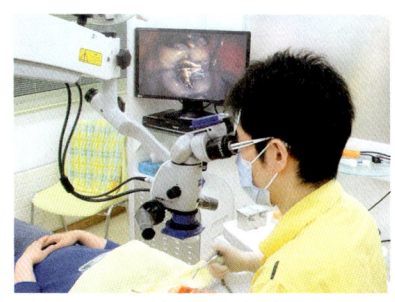

CASE08 〈特別編〉

営することになった。渉の医院は土日診療月曜休み。休診日は互いに支え合うようにして連携をとっていた。

　なにもかも順調と思われた開業3ヵ月目。2008年3月19日午前1時。父から電話があった。

　「理が倒れた。すぐに帰ってこい。医院のことは考えなくていい」

■ 残酷な運命と、小さな奇跡

　その頃弟の理は、地元医学部を卒業して2年間の研修医生活の1年目の終盤で、札幌市内の有名な総合病院の多くの診療科で学んでいた。小柄で童顔だった弟は、大学に入ってからも身長が伸び続け、とにかくモテた。この年応援していたコンサドーレ札幌はJ2で優勝し、北海道日本ハムファイターズはリーグ優勝した。仕事も、私生活も、すべてが順調だった。そんなとき、父の人脈からある大学教授と会う機会があり、アメリカ・ハーバード大学医学部への留学の提案があった。それからアメリカ留学は理の夢のひとつになった。しかし、ある1日を境に坂本家の暮らしは大きく変わってしまった。

　2008年3月18日（午後10時頃）、突然強烈な頭痛を感じた理は、近くにいた知人に救急車を呼ばせた。医師である理は、脳内出血の可能性があると自分で気付いたことだろう。すぐに搬送されたが、あまりに出血箇所が悪く、間もなく昏睡状態になり生命維持装置が取り付けられた。

　渉は、せたな町から車を飛ばした。いつもは3時間半ほどかかる

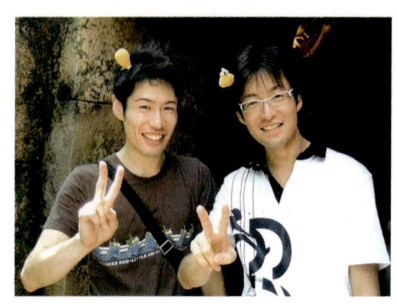

▲渉（左）と理（右）。家族旅行で訪れた東京ディズニーリゾートにて。この半年後、理は他界した

ロマリンダ大学
坂本 渉

　道だったが、その日は2時間半くらいで着いた。まだ何が起こったのか聞かされていない渉は、車中でも気が気でなかった。「腎臓とか、分けられるものなら俺のを使ってくれ！」と渉は願い出たものの、理の体は奇跡を待つほか、何もできる状態ではなかった。

　しかし、理は小さな奇跡を起こした。高校を卒業して7年。それまで卒業後全国に散らばっていた北嶺高校10期生の仲間たちが次々に病室を訪ねてきた。高校時代の先生もやってきた。あのころの絆が再び深まったのである。理がもつ何か大きなエネルギーのようなものが、このように多くの人を引き寄せたのだと私は思う。少しやんちゃな仲間も、大人しかった仲間も、みんな理と仲がよかった。これだけの大人数を集められるのは、10期生110人の中でも理だけではないだろうか。連日連夜、病室とは思えないにぎやかな同窓会となった。坂本一家は悲しみに暮れるどころではなく、来客の対応に追われた。病室に訪れた高校時代の学年主任の先生は、「ご家族にとって、いいことをしたんじゃないかと思う。気も紛れただろうし、坂本にとっても悲しみに暮れて送り出すより、楽しい気持ちで送り出せてよかったんじゃないかな」と話す。

　倒れてから6日後の3月24日。大勢の同級生が帰宅した後、家族が見守るなか、静かに息を引き取った。

　通夜、告別式には、北嶺高校10期生60名ほどが集まった。1つ上の9期生、下の11期生も来ていた。理を中心に、7年前の高校生活が再現された。私はこの日の光景が忘れられない。ただ、夜通し流れていた「CHEMISTRY」の曲（これは、理が好きだった曲である）を、今もなお聴くことができない。

▎弟の夢を繋いで

　渉はせたな町に戻った。悲しくてたまらないが、悲しむだけでは理のためにならない。理の夢の1つ、アメリカ留学。せめて魂だけでも一緒

CASE08 〈特別編〉

に留学させたい。それが兄として理のためにできることだと考え、留学すると決意した。だが、どこに行けばいいか、何を学べばいいのか、まったく案はなかった。

プロスキーヤー井山との約束がある。それは日本一の歯科医師を目指すこと。そのために渉は多くの講習会に参加していた。

「日本一の歯科医師とは、来院している患者さんに、自分が日本一だと思ってもらえる歯科医師だと思う。そのためにどんどん学ばなければいけない」

月に2回のペースでいろいろな講習会に参加した。海外の学会にも、年に2回ほど参加した。

「スタッフや家族、患者さんの理解と協力があったからこそ、そこまでできた。自分が医院を休む日には、両親が診療してくれたり、父が代診を探してくれた」

渉と理の母は、とても仕事に打ち込める状態ではなく、開業していた医院を閉めていた。その母が、渉の医院を手伝っていたのだ。

留学の夢が具体化されたのは、理の死から半年後の2008年9月。渉はアメリカ歯周病学会に参加するため、シアトルにいた。そこにまた1つ、人生が変わる大きな出来事があった。シアトルで開業している中出修医師との出会いである。中出医師は渉と同じ大学を卒業していた。中出医師は、大学卒業後医局で働いた元手で渡米、ロマリンダ大学のIDP（インターナショナルデンタルプログラム）というアメリカの歯科医師免許を取得するプログラムを卒業し、アメリカで開業している。出会ったのは、学会の日本人懇親会。中出医師との会話に衝撃を受けた渉は翌日学会を欠席し、中出医師の医院を訪ねた。

「この先生との出会いは大きかった。アメリカで活躍する姿。大きな目標に向かって逆算して計画的に生きている姿。すでに立派な先生なのに、謙虚で誰からでも学ぼうとする姿。こんな医師には会ったことがな

ロマリンダ大学
坂本 渉

かった。自分もいつかこの先生のようになりたいと思い、憧れた」

渉は中出医師に留学の相談をすると、ロマリンダ大学のインプラント科を薦められた。ロマリンダ大学インプラント科はアメリカでもっとも歴史があり、プログラムも非常にしっかりしているとのことだった。

「インプラントは、数日のコースを受講すれば施術すること自体は可能でしたが、もっと理解した上で自信をもって患者さんに治療したいと思っていました。そこで、インプラントを学ぶために留学すると決意したのです」

中出医師からロマリンダ大学のインプラント科を卒業している大山高太郎医師を紹介され、渉はすぐにメールで相談した。大山医師は快く相談に応じてくれ、日本のインプラント学会の会場で大山医師に会った。大山医師は他のロマリンダ大学の卒業生も交えて、渉にロマリンダ大学の話を聞かせた。学会後、大山医師は、ロマリンダ大学卒業生の津田宏尚医師と共に渉を食事に誘い、留学準備や大学のプログラムの内容などについて細かく具体的にアドバイスしてくれた。渉の気持ちは固まり、ロマリンダ大学に留学することを決めた。

2011年3月。大山医師、津田医師は、1週間の日程でロマリンダ大学を訪問すると聞き、渉は同行を頼みこんだ。初めてのロマリンダ大学

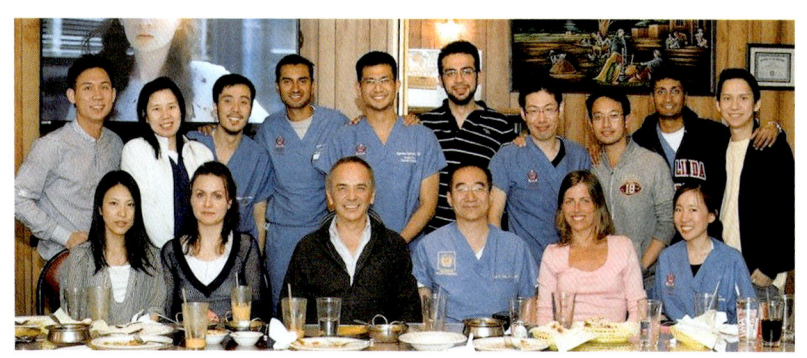

▲ロマリンダ大学インプラント科の皆さんと

CASE08〈特別編〉

見学。緊張と英語力への不安で、ガチガチになっていたが、2人のフォローで少しずつ緊張が解けてきた。最終日にはインタビュー（面接）になり、結果、渉のロマリンダ大学インプラント科の留学が決定した。

留学の前にも、渉は数多くの学会や研修に参加していた。アメリカ歯周病学会には4回参加し、スウェーデンに歯周病治療を学びに、イタリアにはインプラントを学びにいった。国内も数多くの歯周病を中心とした研究会に参加した。

「歯周病治療の難しさとともに面白さがわかり、歯周病を1つの軸にしたいと考えました。また、歯周病の医師がインプラントをやることに価値を感じていました」

アメリカへ

最初の1年は、すさまじかった。朝は7時から8時まで論文の読み合わせ、終わったら17時まで手術の見学とアシスト、17時から20時までナイトクリニックで教授のアシスト。それが終わってから夜中1時まで技工の作業。終わったら明日の論文読み合わせの予習。

「睡眠時間は、睡眠周期に合わせて3時間か4時間半。この日々は本当に面白かった！人間、やればできるものだなと思いましたよ……」

この年の夏、渉はインプラント治療を教授のアシストのもと、初めて経験した。

このころに娘が生まれた。とはいえ、娘とはインターネット回線を通じて顔を見るだけだった。妻子を札幌に残し、収入はなく預金を取り崩して授業料を払っている。無駄にしたくないと必死に頑張った。

その期間中に、次の年間プログラム受講の試験があり、合格した。そのプログラムは担当患者が充てられる。患者を担当するからにはさらに語学を磨く必要があり、次のプログラムが開始するまでの半年間、語学学校で英語を磨いた。

ロマリンダ大学
坂本 渉

留学から得た目標

　今後、渉は3つの領域の専門家を目指している。歯内療法学会専門医、歯周病学会専門医、アメリカインプラント学会認定医の取得である。

　「インプラントを学ぶために留学していますが、インプラント治療をたくさんやりたいわけではありません。基本は歯内・歯周治療によって歯を極力保存し、どうしてもだめな場合に最高のインプラント治療を提供したいのです。他の先生がインプラントで失敗してしまって、より状況が悪くなった患者がいたとしたら、その患者を救えるようなスキルを身につけたいと考えています」

　さらに、渉には個人目標だけでなく、最高のスペシャリストチームをつくるという目標がある。

　「アメリカでは、インターディスプリナリー・アプローチという、1人の患者を数人の専門家が担当する診療が主流になってきています。それぞれの専門家が自分以外の専門分野には口を出さないやり方では、各々が本物のプロフェッショナルにはなれません。もちろん、自分1人ですべての専門領域の知識、技術を習得できればベストなのですが、それは現実的ではありませんからね」

　渉が考えるスペシャリストチームとは、3名の歯科医師が各自3つほどの専門領域のスペシャリストになり、それぞれの専門領域が少しずつ重なっている、というものである。

　「歯内、歯周病、インプラント、入れ歯・冠、矯正、口腔外科など、3領域ほどの専門家である医師が3名で、それぞれ専門領域が重なるようにします。そうすれば、最高レベルのディスカッションが可能になり、お互いの知識やスキルを高め合い続けることが可能になります。専門外の領域の治療が必要なとき、互いに補完し合えるようなチームをつくりたいのです」

CASE08〈特別編〉

　弟の理の夢を乗せた、渉のアメリカ留学は残り半年。その先、渉は日本の歯科に新しい未来を開拓する。両親の想い、理の夢、井山氏との約束、中出医師への憧れ、大山医師、津田医師の助け。多くの縁を力に、坂本渉は走り続ける。

■ その後──

　理の死後、私は一度も札幌に行かなかった。とくにこれといって、理由があったわけではない。なんとなく、いやだった。どうせ行っても、いつもの遊び相手がいない。墓参りに何度かいこうと思ったが、なにかと言い訳をつけていかなかった。

　今回、この出版の話をいただいたとき、理への恩返しにならないか考え、facebookを通じて渉さんに連絡をとった。渉さんは掲載を快く承諾してくれた。渉さんの帰国に合わせて、告別式以来5年ぶりに青春の地、札幌へと発った。このきっかけがなければ次に札幌へ行くのはいつになっていたことだろうか。新千歳空港も札幌駅も、5年前とは大きく変わっていた。

　13年ぶりに坂本家を訪ねた。高校の卒業式前に、泊まりで遊んだ夜を思い出す。仏壇には、理が好きだった『少年ジャンプ』の最新号と、漫画『ワンピース』の最新刊が供えられていた。コンサドーレの今年の応援グッズが飾られていた。お母さんは、今でも当時と同じように理を支えていた。5年ぶりに会った渉さんは、なんだか目力が強くなっていたような気がした。大きな苦しみ、悲しみ、苦難を乗り越えて、力強く生きてきたのだろう。

　私は、渉さんや他の友人のように、理の夢を引き継ぐことはできない。せめて、理と一緒に応援したサッカー日本代表やコンサドーレ札幌をこれからも応援し続け、たまにはご実家に遊びにいこうと思う。

Message

　はじめに今回、理の生きた証を残したいとこの本の話をしてくれた星 剛史さんに、私を含めた家族一同より心から感謝申し上げます。

　弟が他界してすぐのころは、家族皆これからどうしていいかわからないくらいのドン底でした。そんな私たち家族を励ましてくれたのは、周りにいた人たちでした。親族をはじめ、友達、先輩、後輩、同僚、色んな方に支えられて今日ここまでこれたと思います。この場をお借りして改めて御礼申し上げます。

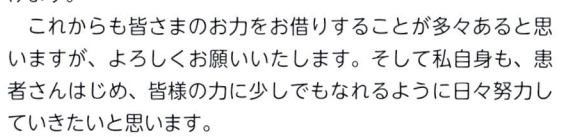

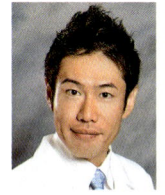

　これからも皆さまのお力をお借りすることが多々あると思いますが、よろしくお願いいたします。そして私自身も、患者さんはじめ、皆様の力に少しでもなれるように日々努力していきたいと思います。

坂本　渉

引き寄せの素⑦
覚悟をきめる

　この2人は、共通点が多いですね。まだお互いの面識はない2人ですが、男2人兄弟で、両親が歯科医師で、北海道医療大学卒で、アメリカ留学をして、インプラントの研究をしています。そして、一見"無鉄砲"。できるからやる、必要に応じてやる、そんな2人ではありません。覚悟して、やると決めてからなんとかする、アメリカに行ったらなんとかなる、そんな2人です。でも、成功するためにはそのような決断が必要なときは幾度となくやってきます。できるか、できないか、考えている間にチャンスを逃した、そんな経験はありませんか？　やると決めてから必死に考えれば、方法は何通りも出てくるはず。やると決めてから、どうしたらいいか考えればいいのです。まずはアメリカに行ってから考える。そんな2人を誰もが応援したくなります。

引き寄せの素⑧
開拓者精神（フロンティア・スピリット）をもつ

　2人が卒業した北海道医療大学は、広大な大地の中にあります。道産子（筒井先生は大阪出身ですが）には、未開の地を開拓する魂があります。当然、誰かがつくった道を歩むのが楽ですが、筒井先生は、だれも見たことのないような、新しい医院をつくりました。最初は患者さんが来ませんでした。ですが、筒井歯科でなければという患者、スタッフがしだいに集まるようになります。ナンバーワンではなく、オンリーワン。共感する人は「筒井歯科でなければならない」からこそ集まってきます。坂本先生も開拓者。これからどんな開拓をするのか楽しみです。

CASE 09

高齢化社会に貢献！
歯科と介護の絆を結ぶ

医療法人福島会 ういち歯科クリニック
（三重県桑名市）

伊藤 卯一
UICHI ITOH

CASE09

　三重県桑名市に、歯科医院と介護関連施設7施設を経営している歯科医師がいる。医療法人福島会の理事長、伊藤卯一。これだけ多くの施設を経営しているが、いわゆるバリバリの経営者のようにはみえない。まるでお寺の住職のような柔和な口調、穏やかな表情。だが、その穏やかさの中に鋭い先見性がキラリと光る。
　「昔からこの地で訪問歯科を通して、居場所に困っている高齢者やその家族をたくさんみてきました。そのような方々を助けたい、地域のニーズに応えたい、そう思って活動してきました」
　伊藤の半生から、これからやってくる高齢化社会の新しい歯科医師の姿がみえてくるかもしれない。

歯科医師を志したきっかけとマイクロバス診療のアルバイト

　伊藤に歯科医師になった理由を問うと、「それほど明確な理由があったわけではありませんが、小さいころから、おじいさん、おばあさんが大好きで。そういった方々のお役に立てる仕事がしたかったからですね」という答えが返ってきた。
　伊藤は地元桑名から比較的近い歯科大学に進学。大学卒業後は歯科医院に勤務せず、親しくしていた部活の先輩の勧めで大学院に進学した。研究室は、口腔細菌学。今でこそ歯周病治療は歯科治療の柱となり、口腔細菌学は重要視されているが、当時としてはまだ基礎系の研究室に残るのは珍しい選択だった。
　「選んだ理由は、正直なところクラブの先輩がいたからです。口腔内のう蝕・歯周病原菌等だけでなく、肺炎桿菌や腸内細菌等全身に影響する細菌・ウイルス学について学ぶことができ、今の訪問診療や介護の仕事に非常に役にたっています」
　大学院での研究を経て大学で教鞭をとり、卒業後6年間大学に残った。その当時、伊藤のしていたアルバイトは現在の姿を予見させるもの

医療法人福島会
ういち歯科クリニック

だった。それは、ユニット付きのマイクロバスでの訪問診療。

「歯科衛生士さんを一緒に連れて、自分で運転して老人ホームに訪問診療にいっていました。アルバイトの現場で、歯肉が腫れたり、義歯の不調で困っていても、歯科医院に通えないお年寄りがたくさんいることを知りました」

歯周病と訪問診療。この2つの経験はその後の伊藤の診療スタイルの基盤になっていく。

■ ういち歯科クリニック開業（開業1年目）

伊藤は30歳で実家からほど近い桑名市に開業した。一般の歯科治療を行いながら、「歯周病予防」と「訪問診療」を診療の軸とした。

「大学やアルバイトでの経験ももちろんですが、おじいさん、おばあさんが好きで、お年寄りのためになる診療をしたいと思ったとき、自然と歯周病予防と訪問診療に力が入りました」

大学院時代の口腔細菌学の知識を活かし、う蝕・歯周病の予防に力を入れ、定期的なメインテナンスを行う診療を開業当初から行った。当時、この地域では予防に力を入れている医院は少なかったこともあり、開業当初より1日30人ほどの患者さんが来院した。伊藤の診療方針に共感する患者さんが少しずつ増えていき、多いときには1日に50人を超える患者さんが来院した。

訪問診療ではマイクロバスの購入こそできなかったが、ポータブルユ

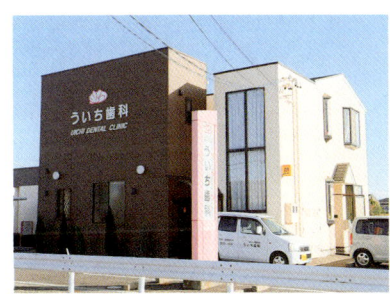

▲ういち歯科クリニック　　▲訪問診療へ出発

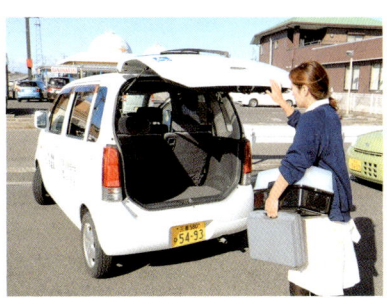

CASE09

ニットをもって、老人ホーム、病院、在宅を訪問して診療を行った。時間帯は医院の昼休み、診療後、休診日である。開業後しばらくは、スタッフを連れずに1人で訪問していた（このころ、スタッフは歯科衛生士の妹を含めて常勤3人からのスタートであった）。

　訪問歯科の患者さんは、最初は家族や親戚、知り合いからの紹介がほとんどであった。その後地元地域での口コミで増えていった。だがそれだけではなく、伊藤自ら高齢者施設や病院などに挨拶回りをし、件数を増やしていった。

■ 大きな転機　グループホーム開設（開業6年目）

　開業して6年目、外来の患者さんは近くの医院の開業もあり件数が伸び悩んでいたが、訪問歯科は順調に件数を伸ばしていた。

　ところが、この年の診療報酬改定で訪問歯科に大きな規制がかかった。診療報酬の大幅な削減と、訪問診療車での診療の禁止、他科に外来でかかっている患者さんの訪問診療の禁止である（現在はまた解釈が変わっている）。

　「目の前に困っている患者さんがいるのに、保険で治療ができない。赤字になってでも治療を続けていました」

　振り返ってみて、一番辛かったのはこのころだという。規制によって医療行為が大きく左右される経験をした。

　一方、訪問診療を続けるなかで、地域で困っている高齢者が多くいることに気づかされた。訪問診療の必要性を強く感じるとともに、実際の現場で要介護の患者さんやその家族が、在宅介護において大変な肉体的・精神的な苦労をしているさまを目の当たりにした。しかし、数が限られている特別養護老人ホームなどの入所施設は入所待ちの状態だった。しかも、当時の施設の運営状況や高齢者の皆様の扱いには、「果たしてこれでよいのだろうか？」という強い疑念を感じていた。口腔内のケアが

医療法人福島会
ういち歯科クリニック

しっかりとされていれば予防できる病気もかなりあったにもかかわらず、まだまだ不十分な状況であると感じた。

「訪問診療をしていると、認知症の患者さんが多かったのですが、当時この地域には認知症の患者さんが入居できるグループホームが不足していたため、患者さんの家族は入居先を探すのに苦労していました。どこか預かってくれる施設はないか……と相談を受けたことも少なくありませんでした」

そこで伊藤は、大きな決断をした。医療法人化に踏み切ったのである。目的は節税ではない。認知症高齢者グループホームを開設するためだ。『論語』に「義を見て為さざるは 勇無き也」という言葉がある。「現状を憂えているだけでは地域の医療・介護は前進しません。要介護の患者さんを支えておられるご家族になり代わって、理想の介護を果たしたり、患者さんが第二の『我が家』、第二の『家族』と思って、『お住まい』いただけるような、『施設』ではない、『家（ホーム）』の実現を目指そうと決心しました」

そして、平成14年にういち歯科クリニックを中心として、医療法人福島会を設立し、老人介護サービス事業へのスタートを切った。

当時所属していた青年会議所の仲間の力を借りて、約2年の準備期間を経て18名入居できる「グループホームあさひ」を平成16年に開設した。ホーム長は知人から紹介された人にお願いした。正社員5名、パート10人でスタートし、すぐに定員の18名が入居した。

このころは代診の歯科医師はまだ雇っておらず、外来診療も訪問診療も自分1人で続けながら、グループホームを運営した。もちろ

▲グループホームあさひ

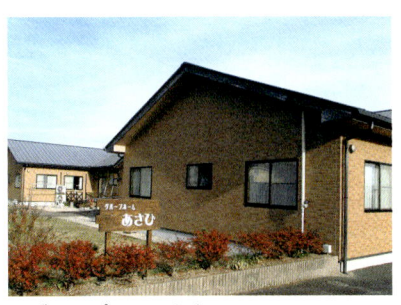

123

CASE09

んグループホームの入居者の方々の歯科治療も並行して行っていた。最初のホーム長の退職後、開業当初ならではのさまざまな問題が発生し、順調にはいかなかった。「困っていると20代の女性職員がホーム長に手を上げてくれ、職員みんなで支えて立派にホーム長を務めてくれました」

寿退職するまで、その女性職員がグループホームのホーム長を務めた。

「財務的には、グループホームの経営が順調にいき、結果的には訪問診療の落ち込み分もカバーされました。肉体的にはきつかったのですが、精神的にはずいぶんと楽になりました」

■ さらなる地域貢献（開業10年目）

グループホームは認知症の高齢者向けであるため、認知症ではないが、介護が必要であり、自宅での生活が難しいというお年寄りの家族からの問い合わせも多かった。そこで、認知症がなくても入居できる、介護付有料老人ホームの開設を目指した。

三重郡朝日町と桑名市の2つの自治体に開設を申請した。「どちらかの申請は通るだろうと思って2つ申請しました。まさか2つとも申請が通るとは……」

一度申請したものを取り消すと自治体からの信頼度が下がってしまう。そこで、平成20年に「エクセレントあさひ」（30名入居可）、平成

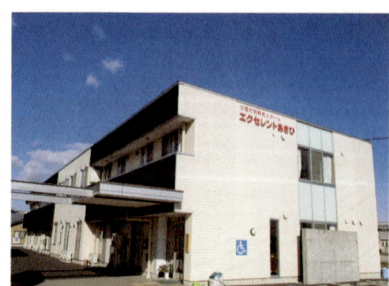

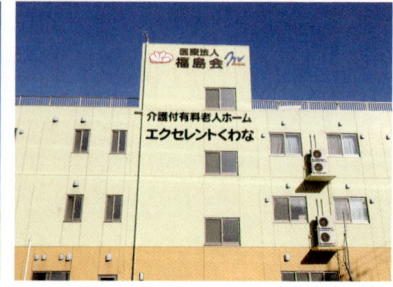

▲介護付有料老人ホーム「エクセレントあさひ」（左）と「エクセレントくわな」（右）

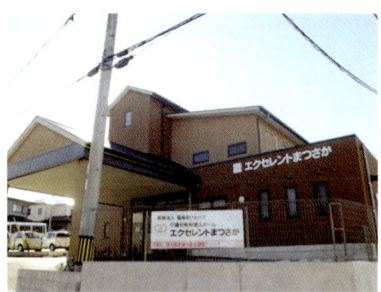

医療法人福島会
ういち歯科クリニック

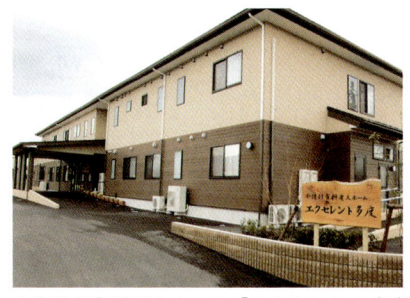

▲介護付有料老人ホーム「エクセレント多度」(左)と「エクセレントまつさか」(右)

　21年に「エクセレントくわな」(35名入居可)と、2つの介護付有料老人ホームを立て続けに開設した。
　さらにエクセレントくわなには、開設半年後にデイサービスを併設開業した。これは歯科の患者さんや、ご近所の方から「先生は、デイサービスはやってくれんのかい？」と要望されたことが大きなきっかけになっている。
　さらには訪問歯科を行っているなかで、リハビリマッサージを求めている患者さんが多いことから、医療保険適用の鍼灸マッサージ治療院も開設した。鍼灸マッサージ師の国家資格のある先生を雇用し、訪問歯科診療の提供に合わせて訪問リハビリマッサージの提供もしている。その後、多度と松阪に3施設目、4施設目の介護付有料老人ホームを開設した。
　現在、歯科医院1医院、グループホーム2ユニット、介護付有料老人ホーム4施設、デイサービス1施設、鍼灸マッサージ治療院1医院の運営をしている。
　「地域からの要望に応じてサービスを増やしていった結果、いつの間にかこのような展開になっていました。歯科医療も地域社会への貢献が大きな目的のひとつですから、歯科を出発点として幅広く地域社会への貢献に寄与したいと考えています」

CASE09

■ 歯科医療と介護

　福島会のデイサービスやグループホーム、老人ホームには、診療用歯科ユニットがある。高齢者の健康維持には、口腔の健康維持が欠かせないからである。事業所内で歯科衛生士がユニットで口腔ケア、また歯科医師の治療ができるのは、この法人の特徴になっている。

　「地域のニーズに合わせて介護施設を開設してきましたが、歯科医療はそのすべてに関係しています。高齢者の健康に貢献したい、地域の人々に貢献したいという思いで歯科診療を行ってきたら、その延長線上に介護がありました」

　伊藤は今でも歯科医師として、外来診療に加え、運営する事業所への訪問診療はもちろんのこと、他の高齢者施設や在宅、依頼があれば病院への訪問診療も続けている。

　デイサービスでは、口腔機能維持向上加算を介護保険で算定することもできる。歯科衛生士が積極的に口腔ケアに取り組んでいる。

　「口腔ケアは健康に長生きするには重要で、それによって医療保険財政全体の医療費も抑えられるとされてきている。これからもっと認められていく医療のはずです」

　現在のところ、口腔ケアへの診療報酬は比較的抑えられた点数になっているが、歯科医師ならではの視点で、伊藤は高齢化社会に貢献している。

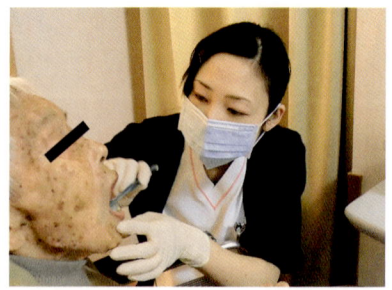

▲口腔ケアの様子

　伊藤が法人の経営に携わる時間が長くなってくると、代診のドクターに医院を任せることになる。その不安を払拭してくれたのは、歯科衛生士である伊藤の妹であった。伊藤のいない間は医院を支え、また専務理

事として医療法人全体を支えている。

対外的活動

伊藤は、青年会議所、法人会、商工会議所で活動している。

「経営については、他業種の仲間から学ぶことがたくさんありました。介護の経営も、青年会議所の先輩に教えてもらいました。建築、設備・備品等の関係もほとんど仲間に頼んでいます」

それぞれの会でさまざまな役職につくことも多い。「地域貢献が理念なので、会での役割もひとつの地域貢献だったわけです」

歯科の開業医としてはめずらしく介護事業も経営している伊藤だが、地域の歯科医師会の理事も務めている。「最近は歯科医師会に入らない人も多いようですが、私の考えとしては歯科医師会には入っておいたほうがいいと思います。学校歯科健診や地域の歯科検診、口腔保健指導活動など、周囲との繋がりは地域医療にかかせません」

組織運営と理念浸透

これだけの数の施設を運営していくとなると、マネジメントが非常に重要である。

「組織運営についても青年会議所から学んだことが多い。理念を掲げ、組織図をしっかりつくることが大事、そして役割分担。ポイントポイントに組織の理念・想いを理解し実行できる人材を配置することができるかどうか。そしてキーマンとしっかり報・連・相を実行すること」

法人理念は『すべての人に微笑みを』。おもてなしの心と感謝の気持ちをもち、患者

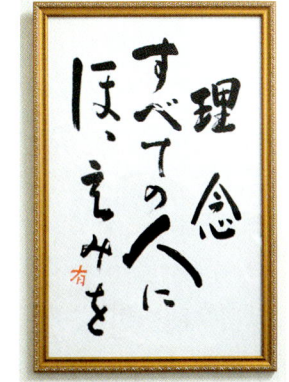

▲法人理念

さん、入居者さんと本当の家族のように接してくれる人と一緒に働きたい、という願いが込められている。「医療も介護も、法人の理念は変わりません。技術や資格の前に、理念への共感が一番大切です」

採用時は、事前に法人理念、人事理念をしっかりと伝え、理念にマッチする人を採用するようにしている。理念への共感を最優先にし、能力は二の次。笑顔で挨拶できなければ、あるいは感謝の気持ちがなければ、地域に愛されない。

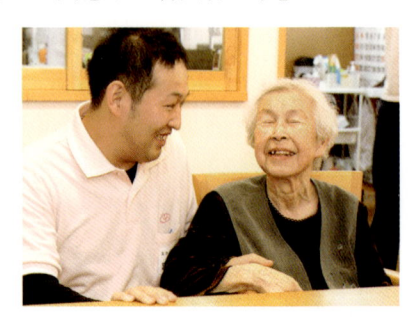

感謝の気持ちといえば、伊藤にはいくら感謝してもしきれない人がいる。開業当初から歯科受付、事務業務・経理業務全般、そして管理栄養士としても活躍している妻である。

「妻には本当に感謝しています。妻の内助の功があればこそ、やってこられました」

理念は月毎に自己評価と上司の評価をシートで共有している。歯科医院も他の事業所も、方向性は一致している。

「歯科でも介護でも、地域のためであったり、チーム力が重要だったり、その部分ではちがいはないはずです」

理念実現のために
- 患者さん、入居者・利用者の皆様を大切に
- スタッフ、そして、すべての取引先も大切に
- 法人の利益も大切に
- 地域住民との関わり合いを大切に
- 行政・自治体との関係性を大切に

「ある人に教えて頂いた、"道徳なき経済は犯罪　経済なき道徳は寝言（戯言）"と言う言葉を、いつも胸に置いて活動しています。歯科医師として、"社会に役立つ気持ちがなく、金儲けや節税だけを行おうとする個人・法人は、犯罪に等しい"、"しかし、道徳的なことだけ叫んでいても、それは寝言（戯言）に過ぎない。社会に役立つことを継続しようと考えるなら、経済（お金）から目を背けてはいけない"という意味です。この言葉は、"報徳思想"という思想を唱えた江戸時代の偉人、二宮尊徳氏の言葉を意訳したもので、現代においても広く使われているようです」

■ これからの歯科医療の姿

　伊藤は他の歯科医師から、「あいつは変わったやつだ」「まだ歯科医をやっていたのか？」などと後ろ指を差されることがある。だが、伊藤は物腰柔らかく語る。
　「何のために歯科医療に携わっているのか。それが地域住民のためであるならば、歯科診療だけに固執する必要はないはずです」
　伊藤は、分院展開を検討している歯科医師は分院よりもデイサービスなどのほうが地域貢献のためにはよいのではないかと考えている。デイサービス併設の歯科医院も面白いのではないだろうか。
　「この厳しい時代に、歯科医院の分院展開で成功している人は本当にすごいと思います。尊敬しますし、自分にはとてもできません。しかし、長年地域医療に根差している歯科医師ならば、そこに介護事業を付加して地域貢献することも選択肢に加えて考えていただきたい。収入の柱がもう1つあるほうが安心感を得られ、メインの歯科診療との相乗効果もあるはず。立派に歯科医院を経営している先生ならば、十分に介護事業経営はできると思います」
　歯科医師にもデイサービスの経営は十分にできるという。口腔ケアも

CASE09

ニーズがある。これは歯科医師に分院を任せるのと似ている。
「歯科医師だからといって歯科だけにこだわらず、もっと視野を広げていただきたい。医科には、介護分野などへ経営を多角化する医師は少なくありませんが、歯科医師にはほとんどいないのが実情です。歯科医師をしている理由が地域貢献や高齢者の健康な生活のためであるならば、そんな道もいいのではないでしょうか」

■ さらなる地域貢献への"想い"

今後の目標を聞くと、「厚生労働省が推進する地域包括ケアシステムのなかで"歯科"としての立ち位置、ポジションを確立していきたい」という答えが返ってきた。介護事業にも力を入れる伊藤であるが、志は今も変わらず歯科医師なのである。歯科医師としての視点から、介護の現場における口腔ケアについて次のように語った。
「訪問口腔ケアステーションを充実させていくことは非常に重要だと考えています。介護と連携した仕組みは医科にはありますが、歯科にはまだ整備されていません。介護の現場における口腔ケアの重要性を訴え、浸透させていきたいですね」

さらに地域へ貢献したいとの想いは止まらない。
「次の制度改正はどうなるのかな、というのは常に考えてやっていま

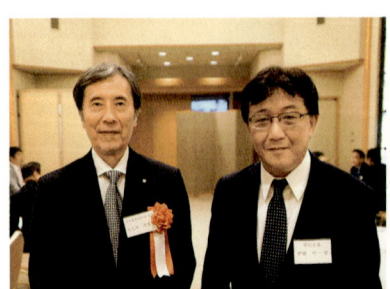

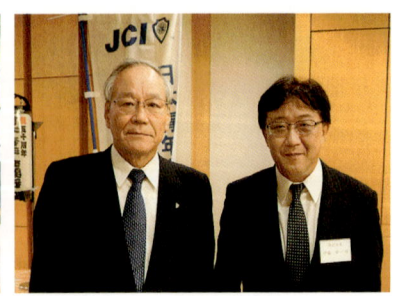

▲日本歯科医師会会長・大久保満男先生、日本医師会会長・横倉義武先生と

す。始めたものをやっぱりやめる、というのでは地域に迷惑をかけてしまいます。最後までやり続けることができ、永続できる事業しか展開はしません」

　伊藤は平成25年12月より、居宅介護支援事業所と訪問介護事業所を開設する予定。さらに平成26年には鍼灸マッサージ治療院を2つ、デイサービスを3つ開設する予定である。

　先読みの"力"と地域貢献への"想い"。この2つがある限り、伊藤は歯科と介護の絆を強めながら、さらに邁進していくであろう。

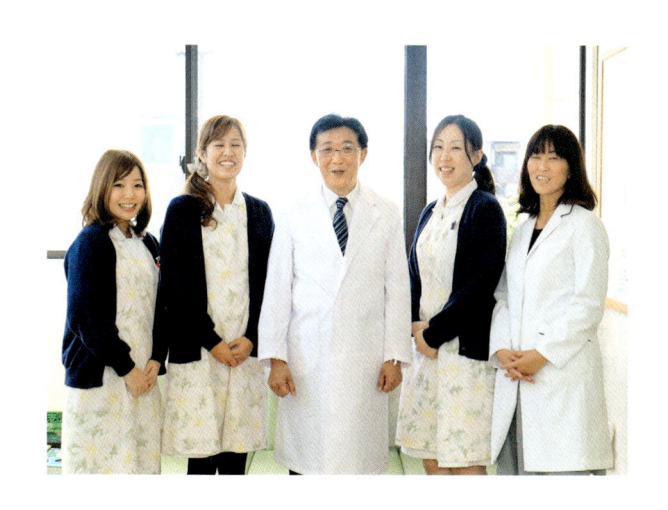

CASE09

Data Sheet

医院名：医療法人福島会 ういち歯科クリニック
所在地：三重県桑名市
Ｕ Ｒ Ｌ：http://www.fukujima.jp/dental
理　念：『すべての人に微笑みを』－医療・介護を通して地域社会に貢献する－

理事長プロフィール：
- 1995 年　朝日大学大学院歯学研究科修了（歯学博士）
- 1995 年　朝日大学付属 PDI 歯科診療所 勤務
- 1997 年　ういち歯科クリニック開設
- 2002 年　医療法人福島会設立
  　　　　　医療法人福島会 理事長 就任

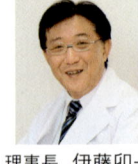

理事長　伊藤卯一

今後の夢・目標：『理念』を大事に、そして地域包括ケアシステムの中での「歯科」の立ち位置、ポジション、関わりを地域の中でしっかりと確立しつつ、広い範囲で高齢者のニーズに応えていきたい。

読者へのメッセージ：歯科医師が一部で「ワーキングプア歯医者」などと揶揄されるご時世ですが、人それぞれの価値観があるように、皆さんそれぞれの歯科医師観があると思います。こういうときだからこそ、医学の中の歯科、また地域の在宅医療・介護の中での歯科という少し広い視野で歯科医師観を見つめ直すのもよいのではないかと思います。開業、大学に残る、行政や病院勤務をする以外にも、歯科医師の活躍の場はあると思います。志・目標は高く、大きく持ってほしいです。今後、歯科医師はますます地域に必要とされていくでしょう。社会起業家精神を持って、真に必要とされていることを行うなら、おのずと結果はついてくるはずです。歯科と介護の連携や、まだこれから将来の進むべき道を模索している若い先生方の指針となれば幸いです。"歯科と介護の絆"をともに目指しましょう。

渡辺 徹也

医療法人社団松山会 ことぶきわたなべ歯科医院（東京都台東区）

TETSUYA WATANABE

育ててくれた祖母への感謝と高齢者歯科への熱い思い

CASE 10

CASE10

　東京・浅草。古きよき東京の下町風情あふれる街である。
　働く女性が増えた昨今、待機児童が問題となって久しい。出産で休職したスタッフが医院に戻ってきたいと思っても、子どもを預かってくれる施設がない。この浅草周辺はとくに顕著であった。
　「ことぶきわたなべ歯科医院」の渡辺徹也は、そのようなスタッフのために歯科医院の隣で保育園の経営をスタートした。開業して間もなく20年。今では、多くの患者やスタッフに愛されていることぶきわたなべ歯科医院は、数々の無情なまでの困難を乗り越えてきた。義母のつらい仕打ち、育ての祖母の死、7人中6人のスタッフの一斉退職——。乗り越えた困難が、地域に愛される今のことぶきわたなべ歯科医院を創り上げている。

■ 歯科医師の祖母に育てられた

　渡辺徹也は、歯科医師の両親のもとに生まれた。さらに、父方の祖父、母方の祖母も歯科医師である。渡辺は運命に導かれるように歯科医師になった。
　渡辺の母は、渡辺を生んで3ヵ月で病に倒れこの世を去った。父はその後再婚。渡辺は義母に育てられたのだが、義母に愛されることはなかった。渡辺は覚えていないが、義母はまだ物心がつく前の幼い渡辺につらく当たったらしい。幼い渡辺の身を案じた父の兄弟は、浅草に住む歯科医師の祖母に渡辺を預けた。亡くなった母方の祖母である。そのころ渡辺は3歳。それから祖母との長い2人暮らしが始まった。
　大学に入学するまで、祖母が経営する医院の2階（自宅）に2人で暮らした。渡辺に祖母の思い出を聞くと、「診療している姿がすごく印象

▲祖母と幼年時代の渡辺

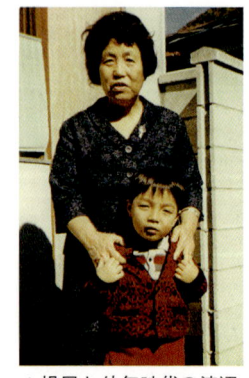

に残っています。24時間、いつでも急患に対応していました。地域に貢献して、愛された祖母でした」と語った。祖母は渡辺を私立の歯科大学に入学させ、渡辺が大学4年生になるまで診療を続けた。祖母は80歳まで診療を続けていたことになる。後に近所の知人に聞くと、渡辺を一人前の歯科医師にするため、老体に鞭打って診療を続けていたとのことだった。「祖母に育ててもらった身だ、高齢者のためになる仕事をしていきたい」と渡辺は心に決めていた。

高齢者診療科の道へ

　大学卒業の年、日本歯科大学附属病院に高齢者歯科診療科が誕生する（現在はなくなっている）。その話を聞いた渡辺は迷わずに就職を決意、高齢者歯科診療科誕生とともに、歯科医師としての人生がスタートした。大学病院自体、診療科を誕生させたばかりで、まだまだ手探りの診療スタートだった。高齢者の一般診療はもちろん、全身疾患を患った患者、認知症の患者等、難易度の高い治療も多かった。

　「認知症で、自分の顔を覚えてもらえない患者さんにも義歯を作って使ってもらえるようにしたり、重度の糖尿病の患者もいたりと、なかなか難しい症例も多く経験しました。5年間の大学病院生活は、技術ももちろん学びましたが、人間形成のための期間だったように思います。時間に余裕をもって予約枠をとっていて、診療後にゆっくりと患者さんと話す時間がありました。高齢者の方々は、どなたも人生の先輩・先生だと思っています。豊かな人生を送るための教えをたくさん学ばせていただきました」

　大学病院に勤務していたころ、夜間・休日は、クリニックでアルバイトをした。さらに、夜間は午後9時まで診療している医院で週に4日勤務した。

　「その医院で学んだ診療のスタンスは、患者さんの話をよく聞いて、

CASE10

患者さんの立場に立って診療するというものでした。これは開業後、私のベースになりました」

ほかにも大学の提携先の医院に勤務し、診療科の紹介で温泉地の保養所の歯科室でも診療した。5年間の勤務後、祖母の希望もあって、もともと祖母が診療していた医院で新たに開業することになる。大学勤務中に多くの経験を積めたことが早い開業を可能にしたと渡辺は考え、すべての経験に感謝をしている。

このころ、祖母が病に倒れ入院した。さらに、入院中に転倒し大腿骨を骨折、3年間寝たきりの入院となってしまった。入院していた病院は、高齢者が多く入院するリハビリテーション病院である。そこには歯科治療を受けられない高齢者が多く入院しており、渡辺は頼まれてはときにボランティアで治療した。この病院の医師や事務長からも、高齢者医療の現状をいろいろと聞いて学んだ。

祖母の医院を再開業

5年の大学病院勤務と医院でのアルバイト経験を経て、渡辺はいよいよ開業した。場所は祖母が開業していた医院。スタート時は中古のユニットを入れ替えただけで改装はせず、ユニット2台で小さく開院。その半年後には大きく改装して、ユニット3台で再スタートした。診療時間は朝の9時から夜の9時まで。開業当初は、1日10人程度の来院だった。だが当時夜間診療をしている医院は珍しく、夜間の患者が次第に増えていった。その後、口コミが広がり夜間以外の患者も集まるようになる。半年ほどで1日70人を超える患者数になった。

寝たきりになっていた祖母は、渡辺の活躍を喜んだ。渡辺の活躍を確認するかのように、改装の3ヵ月後、静かに息を引き取った。享年87歳。渡辺のために体を張り、渡辺を見守り続けた半生であった。

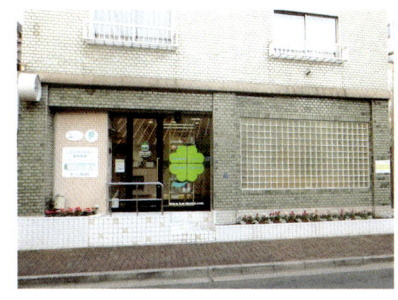

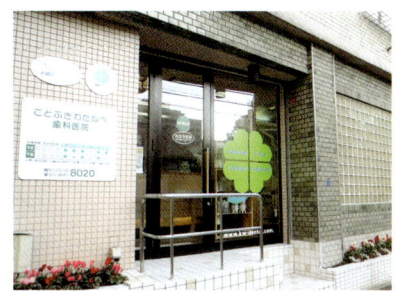

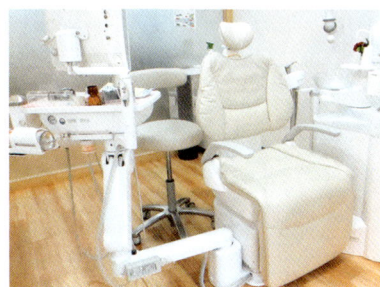

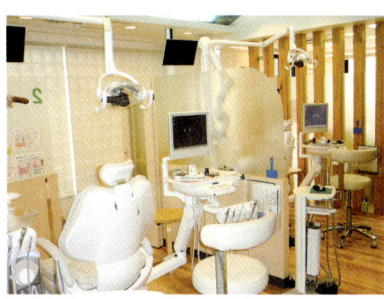

▲現在のことぶきわたなべ医院。祖母が営んでいた医院にて再開業した

■ フィンランドの歯科に魅せられて（開業1年目）

　開業直後でまだまだ忙しい12月。大学病院の高齢者歯科診療科の誘いでフィンランドを訪れ、高齢者医療や予防治療を学んだ。この年に結婚した妻も同行した。妻は高齢者歯科診療科に勤務していた歯科衛生士である。志をともにし、現在もことぶきわたなべ歯科医院で働いている。

　フィンランドの歯科医療に、渡辺は衝撃を受けた。フィンランドの人はみな、歯がキレイ。そして笑顔が多い。子どもたちの白く輝く歯、弾ける笑顔が強く印象に残った。そのフィンランドでの研修で、キシリトールの講義を受けた。今でこそ誰もが知る甘味料だが、当時は日本ではほとんど知られていなかった。

　渡辺たちは帰国後、株式会社ロッテを中心として、キシリトールを使ったむし歯予防に共感した歯科医師・歯科衛生士が集う日本フィンランド

CASE10

歯科予防研究会を発足。当時はまだそれほど普及していなかった予防歯科に力を注いでいくことになる。

帰国後、渡辺と歯科衛生士の妻は、自院でも予防医療の取り組みを始めた。フィンランドの子どもたちの輝く笑顔が忘れられない。浅草で生まれた子どもたちにはむし歯をつくらせないぞ！　と燃えていた。さっそく院長室を取り壊し、予防専用ルームを作った。7人いたスタッフたちにも、「これからは予防に力を入れよう！　歯科衛生士の役割はむし歯をつくらせないことだ！」と熱く伝えた。

日本フィンランド歯科予防研究会は、キシリトールの普及にも力を注いだ。渡辺や妻も各地で講演したり、ときには全国の大型食品スーパーでむし歯予防の説明会を開いた。ロッテとの企画ではガムを配ったりと、地道な活動を続けた。

医院においても、当時はまだそれほど普及していなかった予防歯科が評判を呼んだ。最初は子どものPMTCから始めたが、それをみていたお母さんたちも、自分も受けてみたいと評判になっていった。口コミで患者数は増していった。医院に何も問題はなかった。だが、そう思っていたのは、渡辺だけだったのかもしれない。

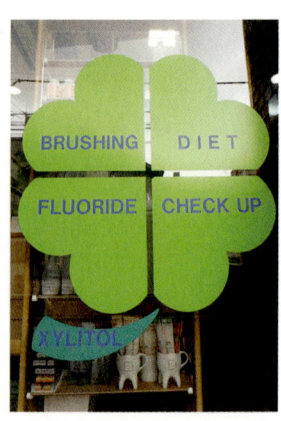

▲医院のイメージロゴ。予防歯科の要素を組み合わせて作られている

スタッフの一斉退職（開業2年目）

12月22日。この日は渡辺の歯科医師人生で悪夢の日となった。7人中6人のスタッフが辞表を提出したのである。そして、翌日から本当に出勤しなくなった。

当時の渡辺には、まったく原因がわからなかった。だが、悩んでいる

場合ではない。翌日もたくさんの患者の予約で埋まっている。近所の友人たちに助けを頼み、助手をやってもらって、年末年始はどうにかやりくりした。しかし、急に歯科衛生士をみつけられるはずはなく、助手を緊急雇用して１月中にどうにか態勢を立て直した。

渡辺は当時をこう振り返る。

「そのときはまったく原因がわかりませんでした。いま思えば、急に予防歯科に転換したとき、スタッフはそれまでの自分たちの仕事を否定された気持ちになったのだと思います。医師の治療のサポート役として誇りに思っていた仕事が、まるで間違っているかのように伝えてしまったのです。スタッフを、患者を、すべての人を認める、承認する。最近になって、その大切さに気がつきました」

チャレンジとは変化することである。変化には関わるすべての人に大きな負荷がかかる。負荷に耐えきるためには心のサポートが必要となる。それは渡辺自身だけでなく、スタッフも同じだった。

この大きなトラブルを乗り切ってからは、スタッフの活躍に支えられ、患者はさらに集まり、地域になくてはならない医院になっていった。スタッフ教育は、歯科衛生士が経営する歯科スタッフ研修の会社に委託。

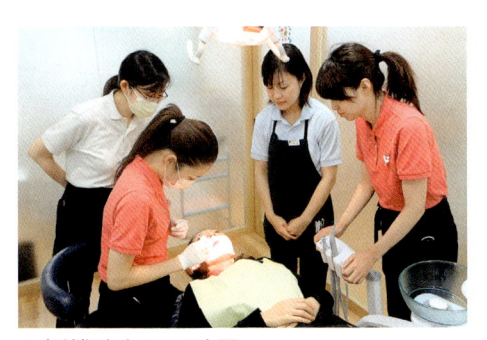

▲歯科衛生士による実習

CASE10

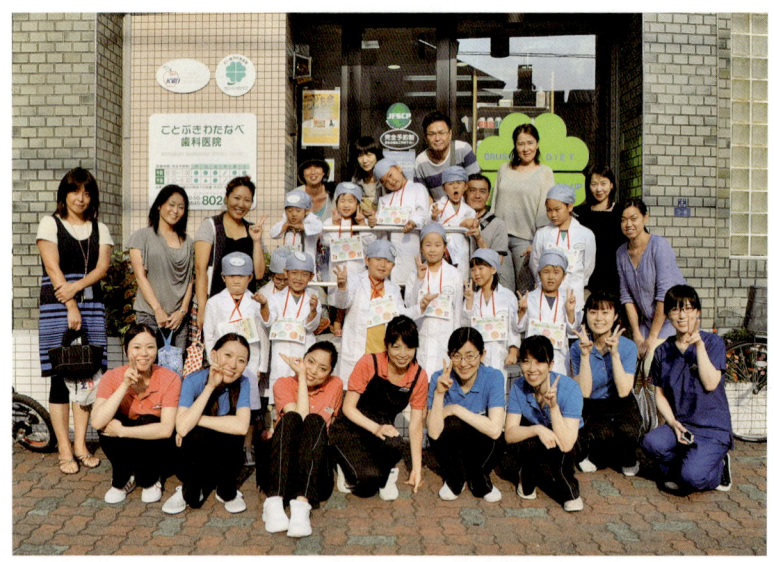

▲子どもたちを招いたイベント。企画はスタッフが考えている

　医師が指導するよりも、歯科衛生士のことは歯科衛生士が教育するのが一番よい、と渡辺は考えている。プロから教育を受けたスタッフはみるみるうちに技術を磨くとともに自信がつき、今度は医院内で若手スタッフの教育ができるようになっていった。自信が主体性を生み、主体性がさらなる自信を生むといったように、スタッフ主導でどんどん医院はよくなっていった。

　「スタッフは、最初のころはおとなしいところもありましたが、今は見違えるように活き活きとし、主体的になっています。スタッフが患者さんのためにイベントを開催することさえありますよ」と渡辺は語る。

　"歯医者さんに変身してみよう"は、スタッフが考えて実施しているイベントである。毎年夏休みに、土曜日の診療後、予防歯科を受けている子どもたちを対象に模型を使って歯科医師体験。応募定員を上回り、今では抽選を実施しなければならなくなった。

「日々、スタッフは仕事を楽しみ、そして主体的に率先的に動いています。頼もしい限りです」と渡辺は信頼を寄せる。

歯科甲子園 D1 グランプリ　顧客満足度部門2位に！

　2013年6月に開催された、第2回歯科甲子園。渡辺はこの大会にエントリーした。「今の自分たちが、外部の人からどのように評価されるのか、みてみたい。エントリーしようと思うけど、どうだろう？」とスタッフに告げたが、反対意見はなく、みな興味をもってくれた。

　グランプリ予選の評価方法は、歯科業界ではない審査員が、患者として受診し、あらゆる評価をしていくというもの。電話対応、受付の接遇、話し方、清潔さ、説明の仕方、雰囲気、施術時の対応、待合からトイレから診察室まで、患者の目線からあらゆる点を審査する。計3回、3人の審査員が、医院側は知らない間に来院して審査していくのである。ことぶきわたなべ歯科では、とくにグランプリ対策を行わなかった。ふだんのまま、ありのままを評価してほしい。自分たちの当たり前が、どのように評価されるのかが知りたかった。

　結果は、300点中297点。ほぼパーフェクトで予選を2位で通過した。準決勝の医院紹介ビデオ審査では惜しくも決勝進出とはならなかったが、顧客満足度の部門では2位を受賞。この受賞は、スタッフ皆がこれまで取り組んできたことへの最高の"承認"だった。スタッフのモチベーションは大きく高まった。自分たちは間違っていなかったと評価されたからである。さらに、歯科業界でトップクラスとなった今、今度は他業種のからもよいものを取り入れようという気持ちが高まった。歯科の常識を覆す、最高のチームができあがった。

CASE10

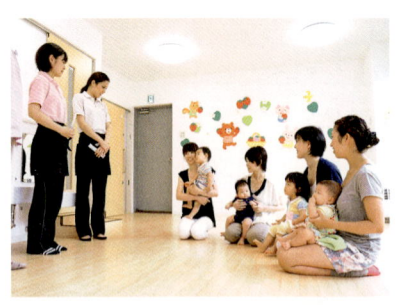

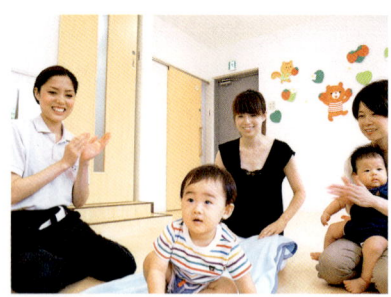

▲ 2013年9月に新設された保育園での様子

■ みんな家族に　保育園経営（開業19年目）

「能力開発の研修を受けてから、私は自分の家族の幸せを考えているのだろうかと考えるようになりました。家族の幸せなくして、医療に貢献などできないと思ったとき、次にスタッフは幸せなのだろうかと考えるようになったのです。すると、スタッフが家族に思えるようになっていきました」

渡辺はスタッフの幸せを考えるようになった。一家の主（＝院長）として、弟や妹たち（＝スタッフ）の願いを叶えたい。スタッフたちの願い、夢、想いを聞き、それを叶えるためにどうすればいいか、一生懸命考えるようになった。

「それまでの私は、自分の想いや正しいと思うことを押し通すために、外圧的、高圧的に指示を出したり怒ったりしていましたが、180°考え方が変わりました。スタッフは家族です。家族の願いを叶えなくては」

スタッフの主体性はより一層高まり、スタッフが創り上げる医院になっていった。スタッフが家族に思えると、今度は患者さんたちも家族に思えてきた。

勤続年数が長くなると、結婚、出産を迎えるスタッフが増えてきた。出産しても働きたいと希望するスタッフがいるが、東京都内は保育園不足、待機児童が多く、子どもの受け入れが困難なことも少なくない。働

きたいといってくれるスタッフがいても、現実的には難しくなってしまう。「家族（＝スタッフ）が困っている。どうすればいいだろうか」と、渡辺は考えに考え抜いた。そうして渡辺が出した答え、それは「保育園を作る」ことだった。

渡辺は、なんと保育園経営を始めた。医院の隣のビルの１階を借り、保育園の業務委託会社の力を借りて開園。認可外保育園のため、公的補助金は得られない。利益が見込める事業ではない。だが、家族（スタッフ）の願いを叶えるための保育園なのだから、採算は二の次である。

「今までは歯科医師として社会に貢献してきました。この保育園は、自分の医院だけでなく、地域住民の方々にも利用してほしい。私をこれまで育ててくれた地域の方々へ、待機児童ゼロに向けての社会貢献にしていきたいと考えています」

そして高齢者医療へ（開業 20 年目）

渡辺が考える次の展開は、在宅歯科である。高齢者歯科診療科に在籍した経験を活かし、お年寄りのための口腔ケアに取り組んでいきたいと考えている。

「私は何のために歯科医師になったのだろうと振り返ってみると、自分は高齢者の方々に役に立ちたかったことを思い出しました。予防歯科のシステムが確立され、スタッフが働く環境は整いました。少し遠回りしてしまいましたが、自分の歯科医師として行いたかった原点に今こそ帰っていこうと思いました。今こそ、お年寄りのための口腔ケアに力をいれていきたいと考えています。理由は、誤嚥性肺炎を防ぎたいからです。寝たきりになっていた祖母の死因は誤嚥性肺炎でした。当時はまだ口腔ケアで誤嚥性肺炎を防ぐという考えはなかったので、もしあのとき祖母に口腔ケアをしていたら……、と考えることがあります」

CASE10

　祖母に愛され育った渡辺は、もはや家族ともいえるスタッフとともに、高齢者のための歯科医療に力を入れていく。保育園の経営や在宅医療の展開に、これから困難にぶつかることもあるだろう。だが、ぶれない目的をもって立ち向かっていくことで、きっと思い描いた未来を実現することだろう。

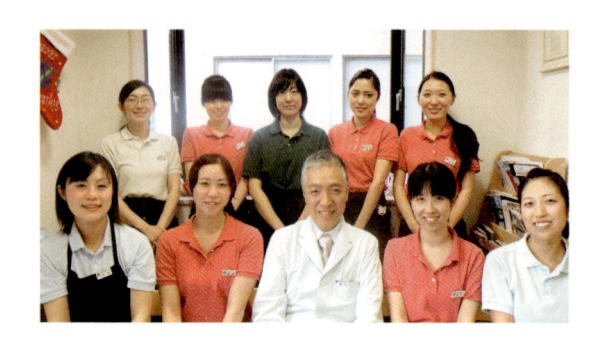

ことぶきわたなべ歯科医院

Data Sheet

医院名：ことぶきわたなべ歯科医院
所在地：東京都台東区
URL：http://kw-dental.com
理　念：すべての人と気持ちを共有できる歯科医院

院長プロフィール：
1989年　日本歯科大学 新潟歯学部卒業
　　　　日本歯科大学歯学部附属病院 高齢者歯科診療科勤務
　　　　主に有病高齢者の歯科を担当
　　　　その間、熱川温泉病院、牛久愛和総合病院に出向
1993年　医療法人松山会 ことぶきわたなべ歯科医院開業
2013年　株式会社愛育会 代表取締役就任
　　　　ことぶきクローバーズ保育園開設

院長　渡辺徹也

今後の夢・目標：日本歯科大学附属病院 高齢者歯科診療科で歯科医師としての一歩を踏み出し、高齢者の方々、つまり人生の先輩・先生である方々に、何かをして差し上げたいと当時から抱き続けてきた想いを、いよいよ実際の行動として実践していくことがこれからの大きな目標です。高齢者の方々に貢献したいというこの想いは、より大きく、そして強くなっています。これからの歯科医師としての時間を、高齢者のための口腔ケアにも注いでいくこと、今、新たな目標に向かって進んでいけることを大変幸せに感じています。

読者へのメッセージ：歯科医師として、医療に従事するものとして、何のために歯科治療を行うのか、治療を通して何をしていきたいのか、まずはしっかりとした目標を立て、目標に向かってぶれずに突き進んでください。はじめから収益を追求するべきではありません。収益は、あとからついてくるものであってほしいと思います。スタッフを家族のように大切にし、患者様も家族のように大切に想う心を持つことが何よりも大切です。常に患者様の目線に立ち、心に触れることを通して、患者様自身にも、そして社会にも何か貢献できる歯科医師であり続けていただきたいです。

引き寄せの素⑨
手段に生きず、目的に生きる

　歯科医師でありながら、有料老人ホームやデイサービス、グループホームを経営する伊藤先生、キシリトールの普及や保育園の経営をしている渡辺先生。

　一見、なんでもかんでも手を出していると思われるかもしれません。歯科医療に手を抜いていると思う人もいるかもしれません。

　この2人にとって、人生の目的は、高齢者を救うこと、同志を幸せにすること。歯科医療や、ほかの挑戦はあくまで手段であるといえます。そのため、目的のための手段は、ある意味なんでもかまわないのです。そのため思考が非常に柔軟。高齢者を救うにはどうすればいいか。口腔ケアだけでは救えなかったからこそ、介護施設の経営が必要になったり、院内だけのサービスでは救いきれず、キシリトールを普及させたのです。手段に生きず、目的に生きる。そこに柔軟な発想が生まれ、大志をなすことができるのでしょう。

引き寄せの素⑩
信念を貫く

　とはいえ、異端ともとられる活動をしている2人は、周囲の歯科医師からバッシングを受けることも少なくありません。歯科医療をなんだと思っている、あなたは歯科医師とは認められない、と。バッシングに屈してしまいたくなることも少なくなかったでしょう。ですが、目的に生きているからこそ、2人は信じて疑わない信念を貫くことができました。信念がなければ、バッシングのたびに考えがぶれ、行動が止まってしまうことでしょう。信念を貫く人に、成功は訪れるのだと思います。

北島歯科
北島 正弘
MASAHIRO KITAJIMA
（佐賀県佐賀市）

日本中の子どもからむし歯をなくす一度は医院をたたもうと思った医師が、最高のチームを作り上げた感動物語

CASE 11

CASE11

　佐賀県は、2000年頃、3歳児の1人平均むし歯本数がワースト1位という、不名誉な記録を続けていた。

　佐賀市の3代目歯科医師、北島正弘。代々継がれてきた医院の経営をしながら、子どものむし歯を減らすための活動を続けてきた。医院経営が安定盤石の中での活動ではない。閉院しようかと考えた危機的な時期もあった。「日本中の子どもからむし歯をなくす！」という強い思い、夢のような壮大な願いは、着実に現実になっている。

　2010年、佐賀県の集団フッ化物洗口実施率は、全国平均10.7％に対し、佐賀県は75.5％である。2位の54.0％（新潟県）を大きく離しての1位だ。そして2013年、ついに佐賀県内すべての小学校で、集団フッ化物洗口が実施されるようになった。佐賀県は現在、12歳児の1人平均むし歯数は0.8本で、全国4位、九州ではトップの少なさになった。

　「自分の死後でも構わない。日本中の子どもからむし歯がなくなる日は必ず来る」

　壮大でも夢は描き進み続ければ、必ず叶う。医院の危機を乗り切り、夢に向かう北島の軌跡に、感動の物語がある。

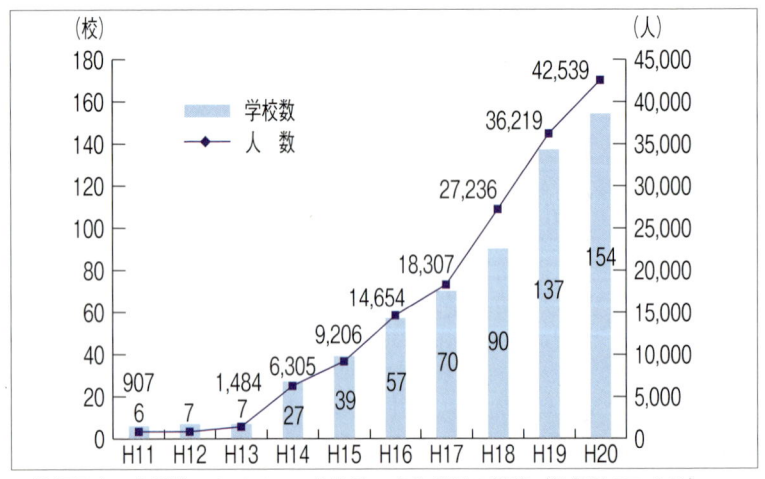

▲佐賀県内の小学校におけるフッ化物洗口実施状況の推移（佐賀県HPより）

3世歯科医師

　佐賀市の駅から数km離れたところに、北島歯科医院はある。北島の祖父が始めた医院である。

　北島の父は、北島に対して歯科医師になれとは一言も言わなかった。当時高校生だった北島は、代々敷かれたレールに乗るような生き方をしたいとは思わなかった。父も好きな仕事をやれというだけで、とくに勧めてはこない。だが、北島は地元の歯学部に進学した。

　「継ごうとか、親の道に乗ろうとか、そういうふうに思って歯学部を選んだわけではありませんでした。数ある仕事の中から、自分の道として歯科医師を選んだつもりです」と自身の選んだ進路を振り返る。

　大学時代、とくに印象に残った授業があった。それは大学5年生のとき。フッ化物洗口の権威といえる医師の特別授業で、フッ化物洗口の効果、そのすばらしさについての講義を聞いた。講義の中で、「フッ化物をやりたいと思った人は手を上げて」と言われ、北島は手を上げた。しかし、周りを見渡すと受講していた学生140人の中で、手を上げたのは北島ただ1人。強烈に印象に残る出来事となった。

まさに「修行」だった勤務医時代

　卒業後、実家の医院は4年後に改装する計画があり、それまでの間、北島はまったく様子の異なる2つの医院で勤務医として働いた。

　最初の2年は父の紹介で、この人のもとで学んでほしいと父が考えた医院だった。だが受け入れる側としては歯科医師の数は足りていて、いい迷惑だったようで、北島に与える役割に困ったようだった。そこで北島は思いもしない仕事を与えられた。「今日から君は技工士見習いだ」というのである。歯科医師免許をとったばかりで、歯科の技術向上に飢えている時期であり、まさか歯科技工士の仕事をするとは思わなかった。当然薄給である。大学の同期たちはどんどん歯科診療の経験を積んでい

く。北島は焦った。たまに午後から診療に入れるくらいで、治療はなかなかできなかった。

「ところが、この経験が今とても役に立っているのです。補綴とはどういうものなのかを、深く知ることができました。技工所に外注するときには、技工のことをきちんと理解したうえで依頼できますからね。人生、ムダなことなんて何もないんです」

2年間で、2,000個以上のクラウンをつくり、義歯もインレーもすべてつくった。今でもときには技工物を自分でつくり、技工所とのやり取りでは高いレベルで技術的な話ができ、北島の武器の1つになっている。

2年間働いた後、今度は診療技術の遅れを取り戻さねばと、とにかく技術を磨ける勤務先を探した。「一番厳しい医院を紹介してほしい！」といって紹介してもらった医院は、本当に厳しかった。患者の目の前でぼろくそに怒られるが、患者さんは慣れているので驚かない。印象を採って院長に確認してもらいにいくたびに、少しでも型が甘いと大声で怒られた。経営は度外視でとことん診療の質を追求する医師だった。他の医院の2倍も3倍も時間をかけて診療する。とにかく技術を追求する姿勢は今でも北島に大きな影響を与えている。

■ 親子それぞれの診療スタイル

4年間の修行の後、リニューアルのタイミングで実家の医院に戻って勤務した。そのとき、父は58歳、北島は28歳。ユニットは2台から3台に増設し、父が1台、北島が2台と診療ユニットで仕事を分けた。

診療スタイルについては、お互いにあえて口出しをしなかった。

「親子で診療している医院は、よく意見がぶつかるといいますが、担当する患者さんを分けていたためトラブルはありませんでした。お互い口出しは絶対しないことにしています。父も祖父と一緒に仕事をしたときがあり、やりにくさをわかっていたようです。生きている時代が違えば、

北島歯科

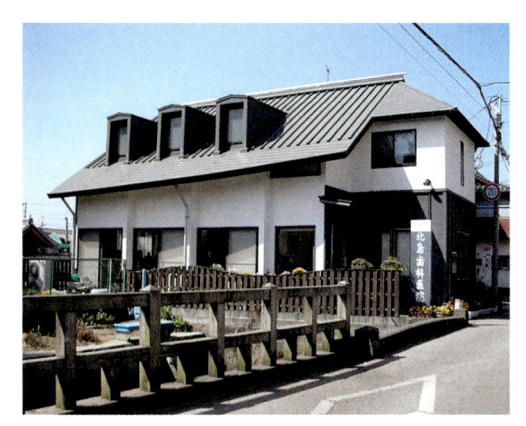

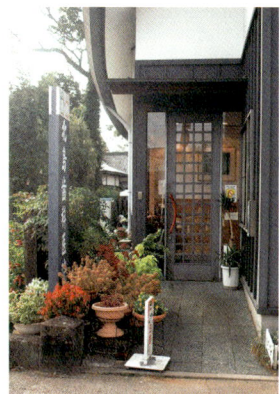

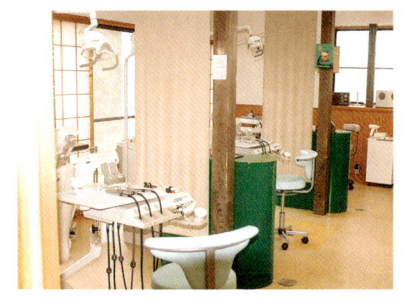

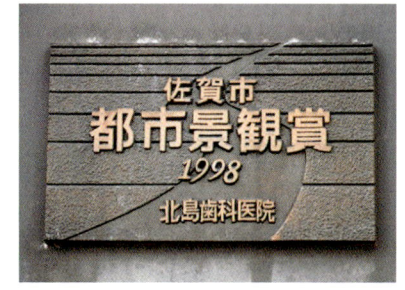

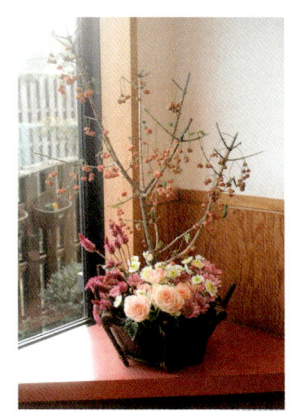

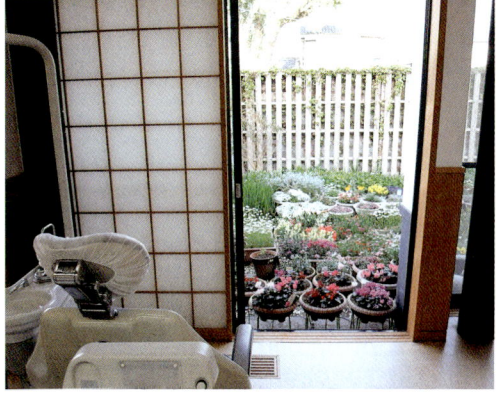

▲3代続く医院は、「和」の雰囲気に溢れている。そのたたずまいが高く評価され、1998年に佐賀市より「都市景観賞」が贈られた

当然考えが違うわけです。父にはそれがわかっていたようです」

時代によって違うのは、診療技術だけではない。北島歯科の患者数も、時代によって大きく変わっていた。父が祖父と一緒に診療していた時代は、ユニット2台で1日に140人もの患者を診療していた。北島が帰ってきたころには、1日15人ほどにまで激減。北島歯科の周辺に歯科医院がみるみる増えていたのである。

とはいえ、まだまだ経営が苦しいほどではなく、なんとか親子2人で地域からの信頼を得ていった。

フッ化物洗口との再会

佐賀市内の北島歯科に戻ってきてから5年ほどして、北島は歯科医師会のフッ化物洗口プロジェクト委員会に入った。それまでは技工や治療技術を磨いてきた北島だが、学生時代のフッ化物洗口の特別授業を思い出した。「これは自分の使命というか、役割のようなものと感じてきていた」という。委員会活動は11年に及んだ。気がついたころには、フッ化物洗口の多くの知識と経験を得て委員長を任されるようになった。

「佐賀県内だけでなく、日本中の子どもたちからむし歯をなくす。これは自分が人生をかけてやっていく仕事なんだと思うようになってきた。信念もってやる。そう信じるようになった」

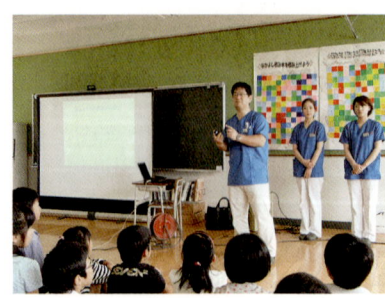

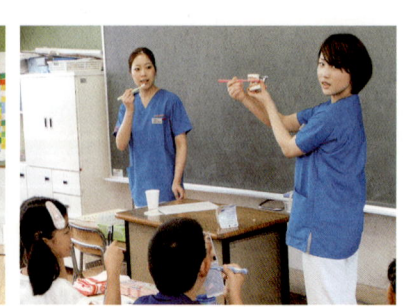

▲小学校での講演活動の様子

それからの北島は、各地区の医師会や行政と協力し、佐賀県内全域の小学校でフッ化物洗口の普及に尽力した。多くの歯科医師がこのプロジェクトに協力した。小学校での週に1回のフッ化物洗口の普及は、教職員組合の協力なくしてはあり得ない。なかなか理解されないことも多く、皆が必死に説明して回った。北島も率先して各地を回り、県内での説明会やシンポジウム、九州内でも数ヵ所で講演を行った。仲間の歯科医師が活動しやすいように、「フッ化物洗口マニュアル」プロジェクトに参加しマニュアル作成、「フッ化物洗口実施に向けた説明用プレゼンテーション」の作製、学校安全教育大会での発表、「フッ化物洗口の説明用ビデオ（DVD）」作製の監修など、同志の活躍を支えた。
　そのような努力の甲斐もあってか、佐賀県内の小学校でのフッ化物洗口の実施率はどんどん上がっていった。北島が歯科医師会に入会した頃には、フッ化物洗口の佐賀県の実施率は20％にも満たなかっというのに。

ついにフッ化物洗口実施率100％を達成

　2013年5月。北島に嬉しい一報が入った。ついに佐賀県内の小学校でのフッ化物洗口実施率が100％になったのである。
　「まさか100％になるとは！　強く願えば伝わるんだとわかった！」
　この活動の中で、実際にむし歯の罹患率はみるみる減少している。
　「この成果は私の力によるものではありません。佐賀県が100％実施にこぎつけたのは、各地区の歯科医師会と行政との思いが一致したからです。私はそのうちのほんの一助に過ぎません。それでも、日本中の子どもからむし歯がなくなるように、これからも活動していきたい。私が生きているうちには無理かもしれませんが、それでも構いません」

　むし歯がどんどんなくなる。それでは歯科医師の役割はどうなるのか。歯科医院はどうなってしまうのか。「考え方を変えれば、むし歯がなく

CASE11

なれば多くの高齢者に20本以上の歯が残っているということになります。きれいな歯を残すためのメインテナンスが、これからの歯科医師の役割になるでしょう。高齢化といっても、口腔がきれいな方は歳をとってもものすごく元気。労働力にだってなり得ます。高齢化社会を健康の面でサポートしていく役割を歯科医師が担っていく社会をつくりたい」

■ 一時は本気で廃業も考えた

2004年。父は体調を崩し引退、北島が医院を継いだ。それから5～6年ほどは、1日に25～30人ほどの来院があったが、それからどんどんと患者数が減った。明確な理由はわからなかった。

このころから北島は医院経営について悩み始めていた。北島医院に、技術に優れたベテランの歯科衛生士が入職した。診療技術には文句のつけようがなかったが、北島と意見が合わないことが多く、ことあるごとにぶつかっていた。院内の人間関係がどんどんと悪くなり、そのような院内の雰囲気を反映するかのように患者数の減少は止まらない。北島は気が気ではなかった。そして、そのベテラン歯科衛生士だけではなく、他のスタッフにも苛立つことが多くなった。もう歯科の仕事が楽しくない。経営もいよいよ厳しくなり、気が滅入った。

「なんのために医院を経営しているのかわからなくなった。ちょうど借金はほとんど返せていたし、医院を閉じて就職したほうがよっぽど幸せなのではないかと考えた。毎日医院に行くのが苦痛で仕方ない。本当に閉院しようかと悩んだ」

その悩みを、ある歯科医院コンサルタントに相談をした。医院をどうすればいいか。経営の数字のことでアドバイスをもらえると思っていた北島は、コンサルタントからの質問に驚いた。

「『理念はなんですか？』と聞かれたのです。『理念がスタッフに浸透してますか？ どのようなビジョンを描いていますか？』と。理念もビ

ジョンも、そんなものはまったくありませんでした。それに、理念がないことの何が悪いのかもわかっていませんでした」

だが、北島にはもう後がなかった。そのコンサルタントの提案に従い、経営や人財マネジメント、能力開発の研修に参加するようになった。

「スタッフとぶつかること、院内の人間関係が悪くなっていったこと。悪いことはなんでもスタッフのせいにして、どなったり怒ったりしていましたが、全部自分が悪かったことに気がついたのです。理念やビジョンに基づいて導くこともなかったし、そもそも理念そのものがなかった。そんな状態では、スタッフは困っていたはずです」

■ 好転の兆し

2012年6月1日。この一日を境に、北島歯科医院は大きく変わった。まず、ビジョンを共有できず北島とぶつかり続けたベテラン歯科衛生士が辞めることになった。そして残ってくれた2人のスタッフに北島は心から謝罪をした。

「すべて自分が悪かったと謝りました。そして自分はこれから、2人が幸せになるために生きていく、この医院を経営していくと伝えたのです。そのときは言っても信じてもらえなかったかもしれませんが、『私はあなたたちの夢を叶えたい』と率直に話しました」

それからというもの、まず北島の心構えが変わった。「まず2人のスタッフが、辞めずに残ってくれる、働いてくれることに、とにかく感謝の気持ちが芽生えました。以前なら『使えないなぁ』なんて思ってしまっていたスタッフが、大切な大切な存在になったのです」

そしてスタッフが変わり始めた。のびのびと働き始め、ぐんぐんとスキルが伸びていった。怒るのをやめたら、どんどん光っていった。「曇らせていたのは私でした。ダイヤの原石がいたんだと思いました！」なかなかメインテナンスが1人でできるようにならなかった歯科衛生士

CASE11

が、あっという間にスキルを身につけ、自信をつけ、仕事に誇りをもつようになった。エステティシャンになる夢をもっている受付助手のスタッフは、その知識を駆使して北島歯科オリジナルの自費マッサージメニューを作成しようと張り切っている。唾液腺マッサージやリフトアップのマッサージだ。翌年には夢を叶えるために旅立っていくだろうが、北島は全力でスタッフの夢の実現を応援している。

「以前の自分は、スタッフの欠点ばかりみていた。だが今は長所だけを見ている。なんて素晴らしい仲間に恵まれていたんだろう。3人では毎日忙しいが、素晴らしいコンビネーションで最高に楽しい日々を送っている。一度は閉めようと思ったのに、今は毎日楽しくて仕方がない！」

■ 幸せを感じられる温かな医院へ

50歳近くなり老眼が進んできた北島は、ダイヤモンドバーを探すのに苦労することがある。あるとき治療をしていると、いつの間にか次に必要なバーが一番上に移動していた。ふとスタッフと目を合わすと、にこっと笑ってほほ笑んでいる。北島を気遣い、北島が診療しやすいように工夫していたのだ。つい数ヵ月前まではギスギスした職場だったのに、いまではお互いを支え合っている。感動のあまり、今度は老眼のためではなく、涙でバーが見えにくくなってしまった。

春には新卒の歯科衛生士の入職が決まった。スタッフに歓迎会はどこでやろうか？　と相談すると、「先生のおうちがいいです！」と言う。以前ならばとても信じられない言葉である。スタッフは北島を信頼し、ファミリーのような関係ができあがっていた。

北島歯科は、「行列のできる」というほど患者に溢れているわけではないが、少しずつ患者数は戻り始めている。そして何よりも、北島自身とスタッフは、どこにも負けない何にも変えられない幸福感を得ることができた。医院が最高の居場所としてなりえた北島は、さらに対外的な

活動にも熱が入る。

「人生をかけて、日本中の子どもたちからむし歯をなくしたい。私が主役である必要はありません。自分が死んだあとでも、多くの仲間に思いを託して、成し得てほしいと思っています」

　院内の人間関係に悩む医師、むし歯をなくす活動をしている医師にとって参考になる点は実に多い。子どもたちが、スタッフが、そして歯科医師自身が、幸福感を満たしていく過程は、北島の経験や想いと重なっている。それが北島の半生から学ぶことなのだろう。

CASE11

Data Sheet

医院名：北島歯科医院

所在地：佐賀県佐賀市

ＵＲＬ：http://kitajima-shika.net

理　念：すべては、患者様の永続的な笑顔のために、私たちができることをしていきます。
私たち北島歯科医院スタッフ一同は、患者様のお口を、命の入り口そして心の出口と思い、歯の治療だけにとらわれることなく、お口全体の健康こそが命の源とし、全力をもって患者様一人ひとりのお口の健康回復と末長い健康維持に努めることを使命としていきます。

総院長プロフィール：1965 年生まれ
　　　　　　　　　　1990 年　福岡歯科大学卒業
　　　　　　　　　　1994 年　北島歯科医院　副院長就任
　　　　　　　　　　2005 年　北島歯科医院　院長就任

総院長　北島正弘

今後の夢：現在、50 歳でトライアスロン（ハーフ）出場に向けてトレーニング中

今後の目標：北島歯科医院を患者様がくつろいでくださるようなサロン（歯科医院らしくない歯科医院）を目指してスタッフと共に"医院サロン化計画"を実行中。

読者へのメッセージ：「人はいつからでも、どこからでも変われる。過去と他人は変えられないが、自分と未来は変えられる」
この言葉で私は救われ、自分を変えていこうと決めました。それからは本当に 180 度ちがった生き方ができるようになり、スタッフや家族との関係もとてもよくなりました。私がしたのは、ただ自分を変えたことだけです。周りにいる人々に常に感謝し、全力で幸福にしていこうと思って生きるようになっただけです。

武藤芳照 + 直広

むとう歯科医院

YOSHITERU & NAOHIRO MUTO

(愛知県東郷町)

開業34年——時代の変化と事業承継
地域に愛され続ける医院のバトンタッチ

CASE 12

CASE12

　昭和の時代と比較し、現在の歯科医師、歯科医院を取り巻く環境は大きく様変わりした。団塊ジュニアの世代が生まれた昭和50年代と比較すると、歯科診療所の数は倍近くになっている。変わったのは診療所の数だけではない。日本経済や国民生活の変化により、う蝕の発生率は変化している。医療機器の進歩等、診療技術は発展している。そのような状況にある今日、高度経済成長の時代を支えた親から、変化の激しい現代を生きる子へ、事業を承継する医院が増えている。そのような医院には、どのような父の想い、子の想いがあるのだろうか。

　むとう歯科医院は、名古屋市からほど近い東郷町にある。院長武藤芳照は64歳。1979年、30歳のときに現在の場所に開業した。長男直広は36歳。29歳のときに医院を承継するために医院に勤務し7年目になる。

　今回のケースは、これから承継を迎える長男直広を軸にした話である。違う時代に生まれた2人が伴走する姿に、現代の歯科医師の生き方や、親子歯科医師の関係のヒントがたくさん詰まっている。

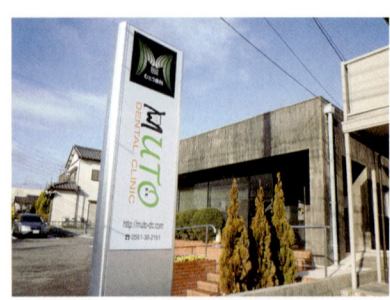

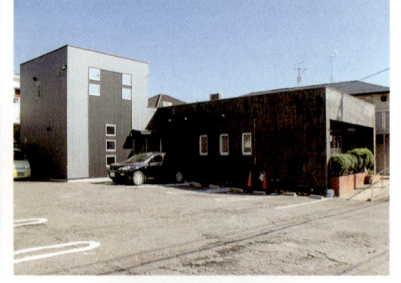

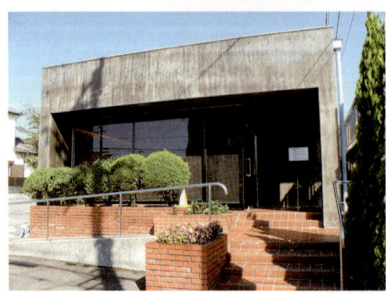

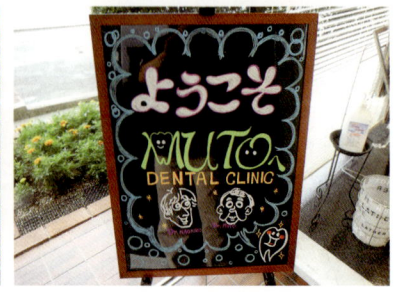

勤務医時代　貪欲に技術を向上

　父芳照が開業した時代は、歯科医師が不足し、また口腔衛生状態が悪い住民も多く、どの医院も溢れんばかりに患者が集まっていた。むとう歯科医院も同様であり、地域の患者を救っていた。自宅は医院の近くにある。長男直広は、幼少から地元地域から一目置かれる父の姿を誇りに思い、ほとんど迷うことなく地元大学の歯学部に進学した。

　大学卒業後、矯正専門医になるか、総合医になるか迷ったが、直広は総合医になると決めた。

「まだはっきりと決めたわけではなかったのですが、父の医院を継ぎたいとの思いがよぎったのだと思います」

　卒業後の勤務先に選んだのは福井県。「歯科医院が多いこの時代に、県内でどれだけ頑張っても父の時代ほどの患者を経験できないと思っていました。勉強は後からでもできる。まずは誰よりも診療経験を積み、技術を磨きたいと考え、歯科医院が足りていない地域で経験を積むほうがいいと思ったのです。父ほどの経験はできなくとも、同級生の誰よりも経験を積み、技術を磨こうと決めました」

　北陸には大学歯学部がなく、今でもまるで"野戦病院"。痛みを訴える患者が溢れていた。直広が選んだ医院は、1日100人もの患者が来院する医院だ。その医院の治療方針は、「患者ごとのニーズに応える総合歯科医療」。医師が主導で治療方針を決めるのではなく、患者一人ひとりのニーズに合わせるという言葉に魅かれた。

「自分の担当だけで、1日60人ほどの治療をしていました。息をつく間もない、本当に言葉通りの"野戦病院"でした。院長からは、責任は自分が持つからと言われ、どんどんチャレンジさせてもらえました。楽な医院なら1日10件程度しか治療できなかったでしょう。自分が望んでいたのは"経験"と"技術"。望んだとおりになりました」

　直広は3年半の福井県の医院での勤務の中で、父の医院を継ぐと決意

CASE12

した。「当時、父の医院を継がずに新たな場所で開業する歯科医師が多く、一代で廃業になる医院が少なくありませんでした。でも、医療は本当にそれでよいのかと考えるようになったのです。日赤病院のようなところはずっと院長が代わって続いていくのに、歯科医院は廃業してもいいのだろうか。医療機関は地域の中で永続していくべきだと考えました」

　直広は29歳で父の医院に勤務した。芳照は、直広が戻ると思っていなかったので驚いたが、快く迎え入れた。早く戻ったのは、「地域に"この医院はちゃんと後継ぎがいる、あと30年は存続する"と伝えたかったから」だった。院長はこれまで通り芳照が務め、直広は副院長になった。

■ 父との伴走

　直広は、むとう歯科に帰ってきて驚いた。直広が帰ってくる前に医院がリフォームされていたのである。ユニット数は3台から5台に増え、アップルストアを思わせる、白と半透明のガラスを基調としたスタイリッシュで先進的なデザイン。個室のメインテナンスルームが2室。治療中心の診療だった父が、メインテナンスルームを作っていた。

　「もちろん、自分だったらこうしたかったといった思いはありましたが、全体として見事な医院でした。父は自分の体が弱っても診療できるようにと、メインテナンスに力をいれようとしていました。私自身、予防医療がやりたかったので方向性が一致していたのです」

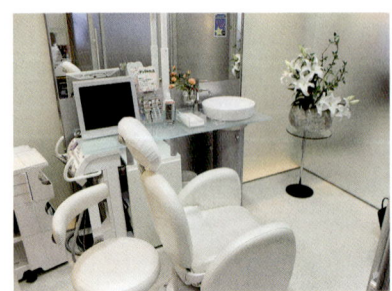

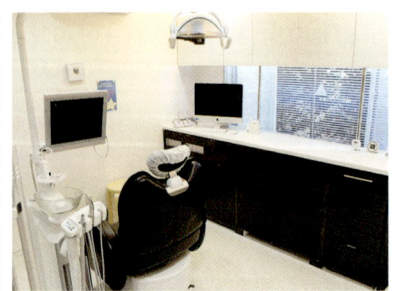

▲白を基調としたチェアー周辺（左）と個室のメインテナンスルーム（右）

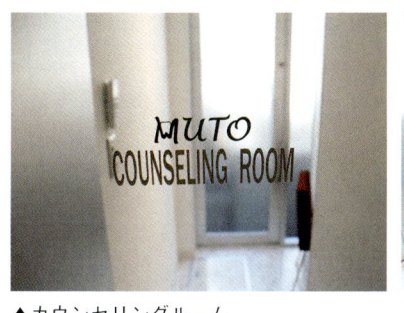

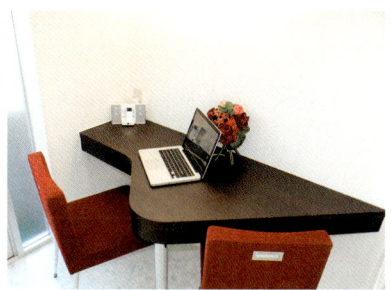

▲カウンセリングルーム

　しかし、以心伝心、すべてが上手くいく親子経営とはなかなかいかない。当然性格は違う、考え方は違う、生きてきた時代が違う。
　「戻ってきてから一番のトラブルは、スタッフ教育でした。父は、何でも自分でやり、すべて自分で完結しようとするタイプです。私は、スタッフには自分で考えて行動する力を求めていました」
　当時のスタッフにとって、直広の要求は芳照の指示と大きく違っていた。これまでは芳照の指示を待っていたが、直広が来てからは自分で考えて判断しなければいけなくなった。当時のスタッフにとってはハードルが高く、賛同できないスタッフはみな退職してしまった。
　芳照と直広は、性格も随分と違う。芳照は、誰にでも優しく好かれる性格である。直広は今でも現役スキーヤーというスポーツマンで、ストイックなところがあり、相手にも厳しさを求めることがある。経営スタイルも違い、芳照はリフォーム後ということもあって投資に慎重だ。直広は医院の成長を見すえて積極的に投資をしたい。直広は新しくよいものは積極的に取り入れたいが、芳照はじっくりと時間をかけて判断する。
　予防医療の導入、予約枠の変更、スタッフの賃金、最新医療機器の導入、自費診療の考え方など、経営でも診療でも、さまざまなところで考え方が違っていた。「父とは、考え方の違いがたくさんありました。診療後、何度も何度も話し合ったものです。口論になることもありました」
　だが、直広は決して芳照の承諾なしに物事を決定していない。必ず芳

CASE12

照の納得の上で、医院の方針が決まっていく。

「院長が納得するまで待つから、医院改善のスピードには満足していません。私に全ての決定権があったら、どんどん医院はよくなっていくでしょう。でも、院長を尊敬しているし、院長がやりにくくなるような変え方にはしたくない。私は院長の望みを叶えたいのです」

親子診療の場合、担当医制でそれぞれがまったく違った診療スタイルの医院も少なくない。だが、むとう歯科は、2人が納得の上で診療方針が決まっていくため、2人の診療方針は一致している。

「医院に帰ってきたころは保険中心で、自費はほとんどありませんでした。ところが今は、医院の方針として自費診療を含めた多種類の選択肢を説明し、患者さん本人が納得する診療を選択できるようになりました。患者さんの希望は十人十色。歯科医師主導で治療方針を決めるのではなく、患者が選択できる医院がいいとの考えは2人とも一致していました。1人の患者を、それぞれ得意な治療で分担することもあります」

最初は、これまでの芳照の保険中心の説明と新しい説明の差異に、患者から戸惑いの声があった。変革期には患者は戸惑うものだろう。2人で熱心に説明し、患者から理解を得ていった。

予防医療の導入は、2人とも必要性を感じていた。直広は時には芳照を誘い、一緒にセミナーに行った。「今では補綴治療の前には、必ずペリオコントロールを行い、歯石を除去しています。補綴治療を行った患者さんは、みなさん気持ちのよいペリオコントロールを経験しています。定期的なペリオコントロールの必要性を伝えると、一度経験しているので患者さん自身が必要性を理解してくれるのです」

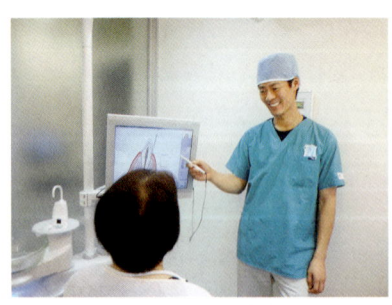

▲ペリオコントロールの良さを経験した患者は、必要性を理解してくれる

むとう歯科では、最小粒子の研磨剤の使用など最高レベルのペリオコントロールにこだわっている。親子経営になってから、それまでレセプト枚数300ほどであったのが700近くまで伸びた。スタッフ数も、2人から10名まで増えた。
「やりたいと思ってできた、やりたくても反対されてできなかったことを比べると、できなかったことのほうが多い。どうしても通したくても意見が合わないものについては、納得してもらうまで時間をかけます。院長の意見を尊重します。強引に推し進めたり、別の医院を始めようとは思いません。でも、諦めもしません。一番の目的は医院の永続ですからね。自分の後、息子でも構わないからこの医院が永続していくようにしたいのです」

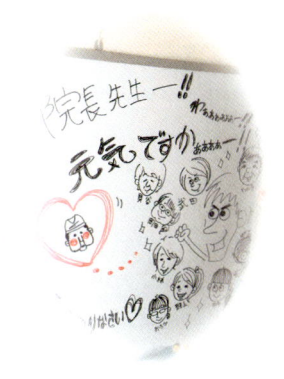

▲院長が2週間ほど入院した際、退院時にスタッフが書いたメッセージ

医院の方針

直広は、医院の方針として、次の4つのことを大切にしている。
①永続性……永続とは、地域医療を永遠に続けることである。直広が今この医院に勤務している最大の理由は、永続しつづけるためである。跡取りに歯科医師がいなくても医院を永続できるように、個人経営ではなく医療法人化することも視野に入れている。
「ダーウィンが、"唯一生き残るのは、変化できる者である"といっていたように、常に世の中の変化に順応できるようにしていたい。常に新しいもの、新しい流れをつかむことに気をつけている」

②ヘルスプロモーション……ヘルスプロモーションとは、WHO（世界保健機関）が1986年のオタワ憲章において提唱した新しい健康観に基づく21世紀の健康戦略で、『人々が自らの健康とその決定要因をコント

CASE12

ロールし、改善することができるようにするプロセス』と定義されている（日本ヘルスプロモーション学会ホームページより）。

「診療スタイルとしての予防歯科だけでなく、地域住民自らが健康をコントロールできるようにするヘルスプロモーションも、両輪として大切にしています。より健康になろうとする人を増やす活動をしていきたいのです」

診療技術の学会に数多く参加する直広だが、ヘルスプロモーションの団体であるCHP（クリニカル・ヘルスプロモーション）研究会にも所属している。ここで学んだことで、ヘルスプロモーションに本格的で取り組もうと考えるようになった。「この東郷町からむし歯をなくしたい。そのためには、来院患者の口腔に向き合うだけではなく、広く健康のコントロールの重要性を伝えていきたい」と直広は思いを語る。

③予防医療……「完璧な治療をすればするほど、治療のために来院する患者はいなくなる。それを本心で喜べる医院にしたいと思った。そう考えると、予防医療の考え方はしっくりときた」

それから直広は、予防歯科、歯周内科のセミナーに数多く参加した。いいと思うものは、芳照を誘って一緒に参加した。

「九州の有名な歯科医院に見学を申し込んだが、見学が多すぎて断られたことがあった。どうしても見学したくて、患者として来院してメインテナンスを頼んだ。そしたら、歯科医師国保の保険証だから、騒がれてしまって（笑）」。直広の熱意に、その医院は快く見学させてくれた。

むとう歯科では、リコール葉書を送っていない。来院者が進んで3ヵ月後の予約をしていくからだ。

④ライフバランス……直広は歯科医師であるとともに、本格的なスキーヤーである。また、妻一人子二人の夫であり父でもある。

「一度しかない貴重な人生。仕事ももちろん大切ですが、あくまで仕事は人生の一部分に過ぎないとも思っています。仕事、趣味、家庭のバランスが大切。それは自分だけではなく、スタッフ一人ひとりについても同じ。1分1秒を大事にしたい」

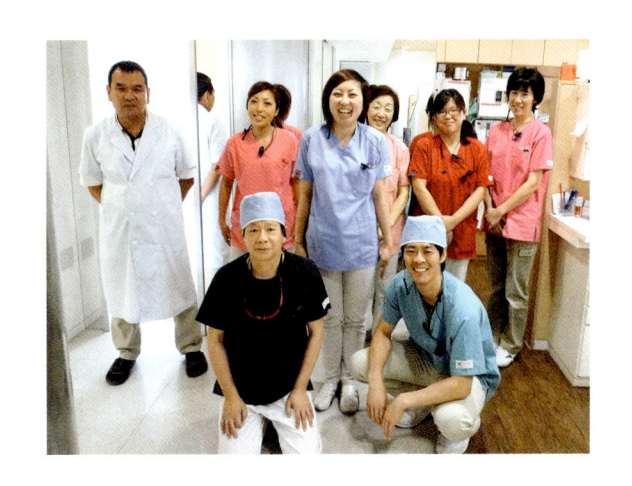

むとう歯科では、基本的に休暇は希望通りに取得できる。ただし、患者に迷惑をかけないことがルール。メインテナンスは3ヵ月後の予約が入っている。休暇を確保しておくのは構わないが、患者の日程に影響する場合は、自分でスケジュール変更の電話を入れることにしている。

直広はこうした現状に納得はしていない。「まだ、誰にも迷惑かけずに休みが取りやすい体制とはいえません。医師も、衛生士も、助手も、完全に希望どおりに休みが取れるような体制にするには、補完しあえる人数が必要になります。そのためにはもっと大きな規模の医院にする必要があります」。たとえば、スタッフが2人の医院ならば、1人休めば医院が回らない。だが、組織の規模が大きければ、1人ずつ休める環境がつくれる。「医師も含めた全職種の休暇取得が可能な規模の医院にしたい。自分の人生も、スタッフの人生も、貴重な時間を大切にしたい」

CASE12

　直広は歯科医師だけでなく、「スピーカー」でありたいという。歯科医師として、地域の予防歯科やヘルスプロモーションは自分の責任においてまっとうするが、さらに広い地域に広めるには、協力者が必要になる。そのためには、発信者（＝スピーカー）になろうと決意した。

■ 座右の銘は「バランス」

　「僕の座右の銘は、バランス。スキーをやっているからとくにそう思うのかもしれないのですが、どんなことでも、どちらかに偏りすぎず、ちょうどいいところを探すように心がけています」
　スキーでバランスを保ちながら滑走するように、直広は何事もバランスを意識している。成長のスピードもバランス。仕事と家族と趣味もバランス。芳照と直広の考え方もバランス。「患者さんが集まり、スタッフが集まり、投資ができるほどのお金が集まる、成長のスパイラルを維持したい。しかし、それ以上の無理な成長は望んでいません。あらゆるバランスが取れる、"年輪経営"を目指しています」

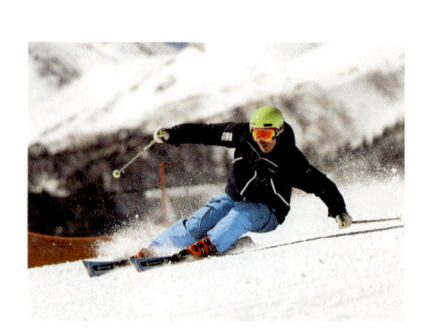

■ そして、地域医療のバトンが繋がる

　直広はたびたび芳照に、「院長はどうしたい？」と聞く。芳照の最大の希望は、生涯現役の歯科医師でいること。直広は芳照の希望を叶えることも、一つの役目と考えている。

　親子事業承継には、大きく分けて4つのパターンがある。
　1つ目は、大先生が診療できなくなるまで実権を握り続け、子はそれまで経営権が得られないケース。2つ目は、大先生が完全に実権を手放

し、言いたいことを我慢して子にすべてを託すケース。3つ目はユニットごとに診療やスタッフを分け、まるで2つの医院が同居するようなケース。4つ目は、お互いがうまくバランスを保ち、2人で経営を続けるケース。むとう歯科は、このうちの4つ目にあたる。

「バトンを繋ぐには、伴走する時間が必要です。そのためには、受ける側がスピードを徐々に落とし、渡す側はスピードを少しずつ上げながら、全体としてスピードが急激に変わらないように注意して走らなければなりません。伴走せず、手放して落ちているバトンを拾うような承継や、バトンを奪い取るような承継もあることでしょう。でも、私は父を尊敬していますし、今は伴走する時間だと思うのです」

今も芳照と直広は伴走を続けている。伴走しての承継は、もしかすると地域の患者にもっとも貢献できる医院継承の形なのかもしれない。

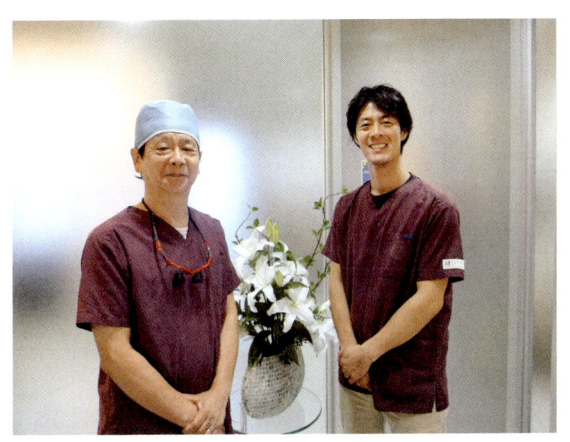

▲院長の芳照氏（左）と副院長の直広氏（右）

CASE12

Data Sheet

医院名：むとう歯科医院
所在地：愛知県東郷町
ＵＲＬ：http://www.muto-dc.com
理　念：私たち、むとう歯科医院はホスピタリティーマインドを持ち、多くの人々が快適な充実した生活を送れるようなサポーターになれるよう努めてまいります。

院長プロフィール：　1948 年生まれ
　　　　　　　　　　1973 年　愛知学院大学歯学部卒業
　　　　　　　　　　　　　　トヨタ自動車・トヨタ記念病院勤務
　　　　　　　　　　1978 年　城北歯科＆矯正歯科クリニック勤務
　　　　　　　　　　1979 年　むとう歯科医院　開業

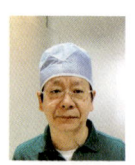

院長　武藤芳照

副院長プロフィール：1977 年生まれ
　　　　　　　　　　2002 年　愛知学院大学歯学部卒業
　　　　　　　　　　2003 年　福井県たけの子歯科勤務
　　　　　　　　　　2006 年　むとう歯科医院勤務

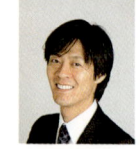

副院長　武藤直広

今後の夢・目標：永続する歯科医院を作ること。地域に必要とされる医院。地域がつぶさない医院。一生のおつきあいができる医院を作る。400 年続く医院。そのための基盤（文化）づくり。

読者へのメッセージ：［院長より］親子の医院継承は考え方、育ってきた環境も大きく違い摩擦が起きるのも必然です。そこで息子と医院の方向性を確認したうえで次の世代のサポートに徹しようと心に決めました。「老兵黙して語らず」の心境になろうと。しかし日々において順調にはいかないものです。当院もまだまだ現在進行形ですが、うまく継承が完結できるようこれからも努力していきたいと思います。

［副院長より］現在、医院継承に悩まれている先生がとても多いと聞いています。 歯学部へ進学される２、３代目の子女の方も多くなっています。 今後はそういう問題がたくさん出てくるでしょう。私もいろいろと悩み、考え、父親とも衝突を繰り返して現在があります。今後も悩み続けるのでしょう。それでいいと思っています。私としては継承に悩まれている先生のヒントになれば嬉しいですし、一緒に私も悩んでいけたらと思います。

引き寄せの素⑪
未来を見すえる

　北島先生、武藤先生は、お二人ともおじいさま、お父さまが始めた歯科医院を継承しています（武藤先生はまだ承継前ですが）。このお二人は、遠い遠い未来まで見据えて日々を過ごしています。日本中からむし歯をなくす。お二人ともそれを追い求めていますが、決して自分の力で成し遂げるという気持ちはありません。仲間を創り、意志を繋ぐものに託し、生きている間は無理であったとしてもいつかはきっと。そんな想いの2人です。医療は、人類が存続する限り、必ず必要なものです。それが、自分たちの代で終わることをよしとしていません。永遠によい医療がよりよく続いていく道を描く。そこに共感する仲間がついてきます。

引き寄せの素⑫
存在価値を定義する

　このお二人は、"自分がなんのために存在しているのか"を強く意識しているようにみえます。伝道師、と言うと語弊があるかもしれませんが、他の歯科医師をはじめ医療業界全体によい影響を与えて日本中を健康にすることが自分の役割であると、自らの存在価値を定義しているのでしょう。自分の存在価値を定義できる人は心がとても強い。自分たちは価値のあることをしているのだと信じる強いハートがあれば、どんな逆境も乗り越えていくことができるのです。

あとがき

　私が税理士を目指したのは大学2年生の1月で、今から18年も前のことです。その頃、税理士業界に入るというと、なぜわざわざ飽和状態の業界に入るのかと友人に言われたことを思い出します。今の歯科業界がそうなのでしょうか。私はそれでも、税理士は経営者の夢の実現のお手伝いができるやりがいのある仕事で、自分がしっかりと仕事をすれば、まだまだ十分役に立てると思い、初志貫徹しこの業界に入り15年目に入っています。

　その間、100医院近くの医科・歯科のお手伝いをさせていただきました。特に歯科業界については、私たちが学生時代に思い描いていた姿と異なり、意外と厳しい業界だという印象も受けました。それを裏付けるかのように各種マスコミからの悲観的報道や、銀行の偏った過小評価なども経験しています。

　しかし、私が関わりを持たせていただいている歯科医師の先生のほとんどが活き活きと活躍し、医療従事者としてのプライドと責任を持ち、地域医療や働くスタッフのため、歯科医療全体の活性化に向けて、理念と信念をもって日々診療をしていらっしゃいます。

　私は、歯科医院のお手伝いがとても好きです。それは私の業界と似ているからかもしれません。業界自体が飽和状態、二極分化しているといわれる中で、より高い専門性を求められ、さらにサービス業としても高水準のホスピタリティがなければ受け入れてもらえません。歯科医院は歯科医師一人で回っているのではなく、働くスタッフすべての力を結集して初めて成立します。この点が我々と非常によく似ているのです。また、休日のほとんどを講習会での自己研鑽に投下している姿は尊敬に値します。さらに、お互いにノウハウを共有しあうという文化も素晴らしいと感じます。

　そんな専門性も高く、勤勉な歯科医師の先生たちでも、開業するとなるとさまざまな能力が必要になってきます。理念やミッションやビジョンを持ち、情熱をもってスタッフや患者さんを巻き込んでいく「起業家」

としての能力、医院運営のヒト・モノ・カネを管理していく「管理者」としての能力、医療従事者として歯科医療の専門性を突き詰めていく「専門家」としての能力、の３つの能力が必要です。必ずしも院長一人がすべての能力を身につける必要はありません。かといって丸投げもダメです。院長に絶対的に必要なのは「専門家」としての確かな技術と、スタッフや患者さんをひきつける「起業家」としての能力（魅力）です。我々は「管理者」の要素である「ヒト・モノ・カネ」の管理の支援をしながら、多くの歯科医院の経営実態を見てきました。いろいろなステージを乗り越えながら、ちょっとしたヒントを提示することで大きく飛躍する歯科医院が数多くありました。

　本著では、熱い理念、高い専門性を持った歯科医院がさらに「ヒト」を大切にし、「モノ」と「カネ」を有効活用している事例を日本全国から集めてきました。歯科業界の話ですが同業の方だけでなく、すべての事業経営者にとって共感し、参考になる話が多いと思われます。

　歯科医療は口腔内の健康や歯の美しさをもたらしてくれます。口腔内の健康は体全体の健康につながり、歯の美しさは笑顔や心の豊かさにつながります。私は、歯科業界が飽和状態だとは思っていません。むしろ、本当の歯科医療を待っている患者さんはもっといると思います。歯科医院がお互いの取り組みを共有し、切磋琢磨しながらさらなる発展を目指していく姿は我々税理士業界にとっても大変刺激になります。本著をきっかけに、歯科医院経営の発展に少しでもお役に立てればこの上ない喜びです。

　最後になりますが、お忙しい中、医院経営のノウハウともいえる様々な情報を快く提供してくださったすべての先生方と、汗をかきながら全国を走り回ったコンサルタントの星氏にも心からお礼申し上げます。

2014年1月

　　　　　　　　　　　　　　税理士法人鶴田会計　鶴田幸久

編著者プロフィール

星　剛史（ほし　つよし）
医業経営コンサルタント・編集企画・診療放射線技師

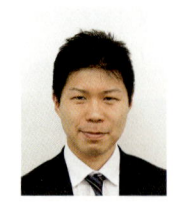

1982 年	北海道生まれ
2000 年	希望学園北嶺中・高等学校卒業
2005 年	名古屋大学医学部保健学科卒業
	聖隷福祉事業団入職
2007 年	名古屋大学医学部附属病院入職
2009 年	名古屋商科大学大学院 MBA 卒業
	グローバルヘルスコンサルティング・ジャパン入社
2012 年	税理士法人鶴田会計入社
2013 年	株式会社日本医療企画入社　中部支社支社長代理
	一般社団法人日本医療経営実践協会　東海支部事務局

父が経営参画していた一般病院が経営トラブルから売却せざるを得なくなった過去があります。医療にはもっと経営が必要であると考え、医療経営の道に進むことを決意しました。患者を救う医療職員の皆様を救うための医療経営を、発展させ広めていきます。

株式会社日本医療企画　URL http://www.jmp.co.jp/
　　　　　　　　　　　MAIL t-hoshi@jmp.co.jp

〈歯科医院向け講座実績〉　～ 世界標準の経営学が歯科医院を変える ～
「MBA 式歯科医院経営ケーススタディ研究会」
ハーバード大学 MBA、慶応大学大学院ビジネススクール等で用いられている授業スタイルを歯科医院向けに作成。参加者が実在する医院の物語を読み、その医院の成功要因や目標達成に向けての課題を考え、解決策を議論する研修。客観的視点でケース医院を分析し、経営改善を体験。論理的思考力、経営力が身につき、自院の経営改善に役立ちます。院内研修、スタディグループ、企業協賛セミナー、全国どこでも開催可能です。

〈編集企画〉
・『CLINIC ばんぶう』1983 年 2 月創刊
　今日と明日の開業医をサポートする最新クリニック総合情報誌
・『最新医療経営フェイズ 3』1984 年 8 月創刊
　問題解決・経営改善、人づくり・組織づくりのポイントを提供する医療経営専門誌

鶴田幸久（つるた ゆきひさ）
　税理士・中小企業診断士・医業経営コンサルタント

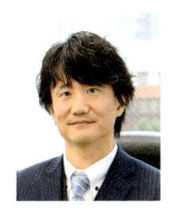

1975 年	愛知県岡崎市生まれ
1994 年	岡崎高校卒業
1999 年	名古屋市立大学卒業
	大手税理士法人入社
2000 年	税理士試験合格
2004 年	中小企業診断士試験合格
2006 年	鶴田経営会計 開業
	株式会社鶴田経営会計 代表取締役就任
2010 年	税理士法人鶴田会計 代表社員就任
	名古屋商科大学大学院 客員教授
2013 年	鶴田行政書士事務所開業

医科歯科に特化した開業支援コンサルティングを得意とし、毎年10医院以上の開業を支援しています。東海地区での銀行交渉においては予想を上回る好条件を引き出すことで多くの実績があります。開業におけるスタッフ面接の司会の代行やスタッフの意識改革・モチベーションアップ施策を実施し、一体感のある医院作りに貢献しています。

　　　　税理士法人 鶴田会計　http://www.tsurutax.com
　　鶴田会計　クリニックサポート　http://www.ika-shika.net/
　　　　鶴田会計　相続の相談　http://www.souzokuzei-aichi.com/

業務内容

〈開業支援〉

開業スケジュール立案	開業支援セミナー開催
開業地選定	事業計画作成
金融機関交渉	設計・施工
医療器械導入	スタッフ採用・育成
行政への書類作成	ライフプランニング
医療法人設立	相続対策

〈月次支援〉

巡回監査	財務報告
決算対策	税務調査立会

行列のできる歯科医院5
歯科医院　引き寄せの法則

発行日 ─── 2014年1月1日　第1版第1刷
編著者 ─── 星 剛史・鶴田幸久
発行人 ─── 湯山幸寿
発行所 ─── 株式会社デンタルダイヤモンド社
　　　　　　〒101-0054 東京都千代田区神田錦町1-14-13
　　　　　　錦町デンタルビル
　　　　　　電話＝03-3219-2571㈹
　　　　　　http://www.dental-diamond.co.jp/
　　　　　　振替口座＝00160-3-10768
印刷所 ─── 能登印刷株式会社

Ⓒ Tsuyoshi HOSHI, 2014

落丁、乱丁本はお取り替えいたします

●本書の複製権・翻訳権・上映権・譲渡権・公衆送信権（送信可能化権も含む）は、㈱デンタルダイヤモンド社が保有します。
●JCOPY 〈(社)出版者著作権管理機構 委託出版物〉
本書の無断複写は著作権法上での例外を除き禁じられています。複写される場合は、そのつど事前に(社)出版者著作権管理機構（TEL：03-3513-6969，FAX：03-3513-6979，e-mail：info@jcopy.or.jp）の許諾を得てください。